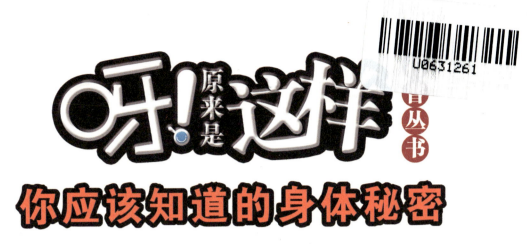

你应该知道的身体秘密

四季科普编委会 编

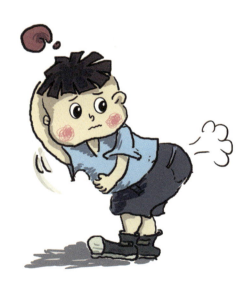

中原出版传媒集团
中原传媒股份公司

河南电子音像出版社
·郑州·

图书在版编目（CIP）数据

你应该知道的身体秘密 / 四季科普编委会编 .

郑州 : 河南电子音像出版社，2025. 6. --（呀！原来是这样）. -- ISBN 978-7-83009-538-3

Ⅰ . R32-49

中国国家版本馆 CIP 数据核字第 2025831G11 号

你应该知道的身体秘密

四季科普编委会　编

出 版 人：张　煜
策划编辑：岳　伟
责任编辑：周佩佩
责任校对：曹　璐
装帧设计：吕　冉　四季中天
出版发行：河南电子音像出版社
地　　址：郑州市郑东新区祥盛街 27 号
邮政编码：450016
电　　话：0371-53610176
网　　址：www.hndzyx.com
经　　销：河南省新华书店
印　　刷：环球东方（北京）印务有限公司
开　　本：787 mm × 960 mm　　1/16
印　　张：7
字　　数：70 千字
版　　次：2025 年 6 月第 1 版
印　　次：2025 年 6 月第 1 次印刷
定　　价：38.00 元

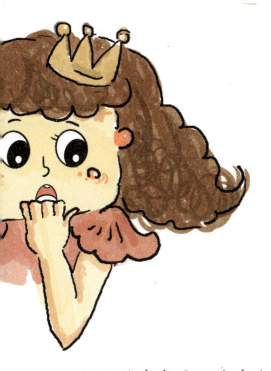

目录

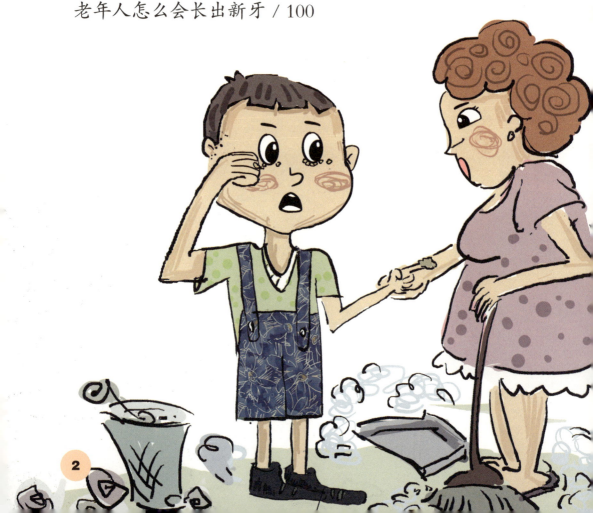

烦人的
青春痘又
出来啦

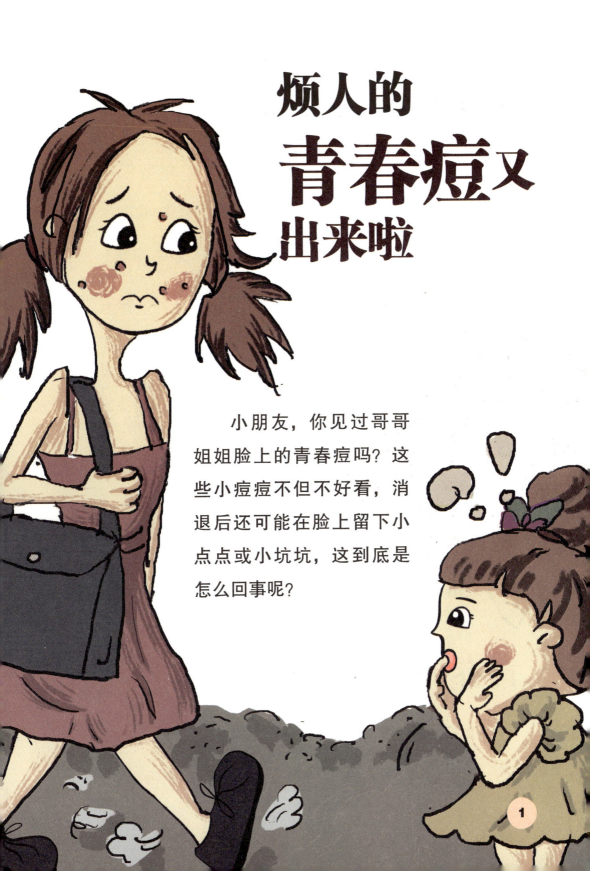

小朋友，你见过哥哥姐姐脸上的青春痘吗？这些小痘痘不但不好看，消退后还可能在脸上留下小点点或小坑坑，这到底是怎么回事呢？

1

哦，这些小疙瘩是什么

这些小疙瘩长在脸上确实不好看，但它们却有一个好听的名字——青春痘。一听名字就知道，原来哥哥姐姐脸上长小疙瘩，是因为他们在青春期呢！

青春痘在医学上叫"寻常痤疮"，多发于面部，也可能发生在胸背部及肩部。青春痘一般呈暗红色，有时红痘痘上还会戴上一顶白色或黑色的小帽子，用手一挤，像白色小虫虫一样的脓液便挤出来了！有的小痘痘被挤后会变成一个大痘痘，好可怕啊！

青春痘里有虫子吗

有些人认为，长青春痘是因为皮肤下面有螨虫，这是错误的认识。青春痘的产生主要与皮肤中毛囊皮脂腺的慢性炎症有关。

人脸上的皮脂腺很多，到了青春期，体内雄激素分泌增加，可使皮脂腺增大及皮脂分泌增多，毛孔就容易被堵塞。毛孔堵塞以后，毛囊里面的皮脂排不出来，就像很多人挤在一个小门前出不去一样，于是就形成了一个个小痘痘。

青春痘一般包括白头粉刺和黑头粉刺两种，分别为白色或者黑色的尖顶。如果用手一挤，会挤出一些白色分泌物。这些分泌物是堆积在毛孔里面的皮脂，叫作"皮脂栓"。

青春痘可以用手挤吗

有些人认为，既然是皮脂栓堵住了毛孔，那么把皮脂栓挤出来，毛孔通了，痘痘不就没了吗？所以总会用手去挤痘痘。但是这样做是有危险的，可能会留下一些小的痘痕。这还不算严重，最严重的问题是感染细菌！

如果感染细菌了，青春痘就会变成小脓包，这时人就会发痒、发疼。如果再用手去挤，手上的细菌就很容易进入痘痘中，把本来挺小的痘痘变成大痘痘。如果细菌进入毛细血管中，可能会造成严重的后果哟！

痘痘会自动消失吗

有些人认为，既然青春痘是在青春期长出来的，那么等青春期结束，就会慢慢好了，没有必要去医院治疗。这种想法可不一定对！

如果脸上的痘痘长得不多，应该尽可能避免食用辛辣食物，控制脂肪和糖类摄入，多吃新鲜蔬菜、水

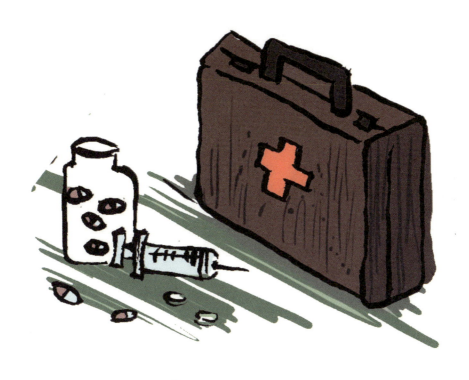

果，调节身体内分泌。每天用温水洗脸有助于皮脂顺利排出，可使用中性香皂、洁面乳或硼酸香皂洗脸，保持皮肤清洁。另外，心情不好的话小痘痘也容易出来捣乱，所以保持良好的心态很重要。一般过几天，痘痘就会自行消退。当脸上的痘痘较严重时，就应当去医院治疗了。

　　有些痘痘愈合后会留下疤痕，应注意防晒，必要时可寻求专业治疗。

有些人在青春期长痘痘，过了青春期还长，建议及时到医院检查是生理性还是病理性的，再进行针对性的治疗。

怎样才能预防小痘痘

青春痘长在脸上实在难看，治疗起来也很麻烦，有没有办法预防小痘痘的出现呢？

首先不要用含油脂过多的护肤品，要用温水洗澡、洗脸，不要用碱性太强的香皂或洁面乳，也不要经常化浓妆。平时饮食以清淡为主，多吃水果、蔬菜和瘦肉，不要吃太多的甜食和辛辣食物。早饭要多吃一些淀粉类、富含维生素B和无机盐的食物，晚饭时多吃一些植物蛋白及脂肪含量少的食物。

保持心情乐观也很重要，做操、散步、听音乐，保持好心情，情绪平和，精神放松，有利于平衡激素水平，调节内分泌，从而有利于青春痘的预防和治疗！

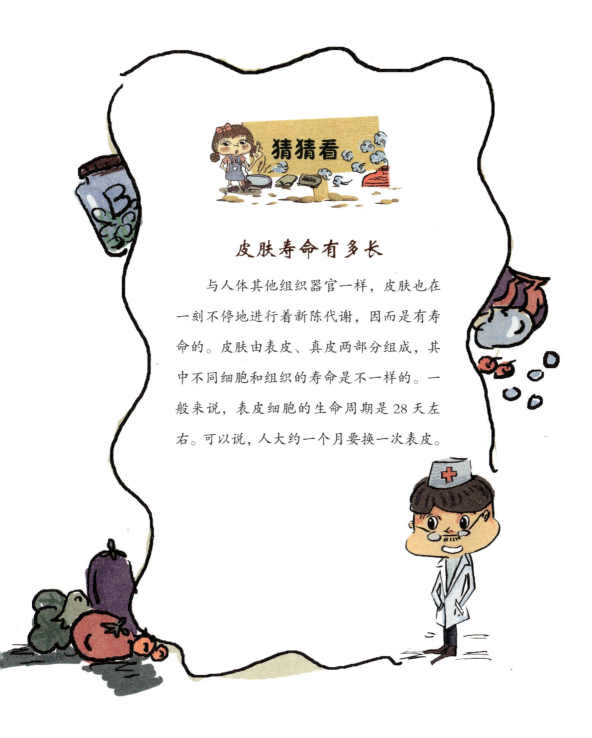

皮肤寿命有多长

与人体其他组织器官一样，皮肤也在一刻不停地进行着新陈代谢，因而是有寿命的。皮肤由表皮、真皮两部分组成，其中不同细胞和组织的寿命是不一样的。一般来说，表皮细胞的生命周期是 28 天左右。可以说，人大约一个月要换一次表皮。

头发里雪花一样的头皮屑

　　最近头上常有一片片像雪花一样的东西，这是什么呀？它们真的好讨厌，有时掉到衣服上，让人十分难堪。

　　它们就是头皮屑。头皮屑是什么呢？能不能把它们消灭干净呢？小朋友，我们一起去找找消灭它们的办法吧！

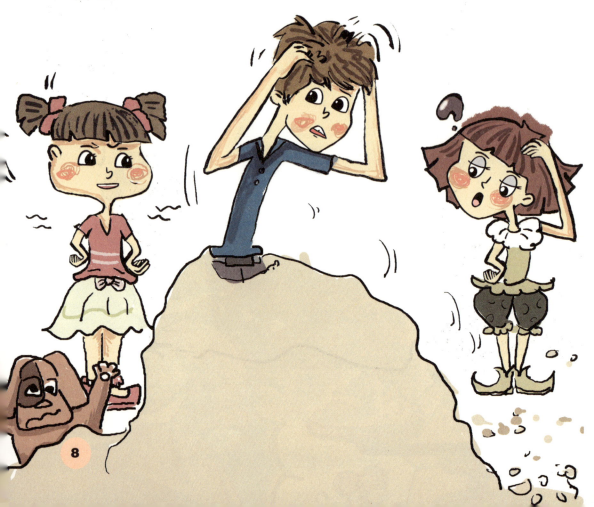

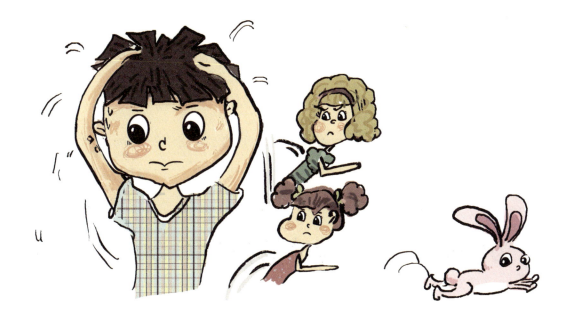

头皮屑从哪里来

在天气干燥的冬天、春天，有些人梳头时会掉下一些像小雪片似的东西，那是头发上的污垢吗？呵呵，这可不是头发上的脏东西，而是"头皮屑"。头皮屑就是从头皮上落下来的小片片！

你一定会奇怪，这是怎么回事？其实，头皮和我们身上的皮肤一样，也是由表皮和真皮两部分构成的，而表皮又分为五层，最外层是角质层。角质

层的新陈代谢大约以 28 天为一个周期，不时有老
细胞死去，新细胞又会长出来，那些"阵亡"的老
细胞和皮脂腺分泌的皮脂混合起来，就形成了头皮
屑。头皮屑堆积到一定程度，它们就会纷纷扬扬地
落下来啦。

为什么天气干燥时头皮屑较多呢

人的头皮里有丰富的皮脂腺和汗腺，这些腺体

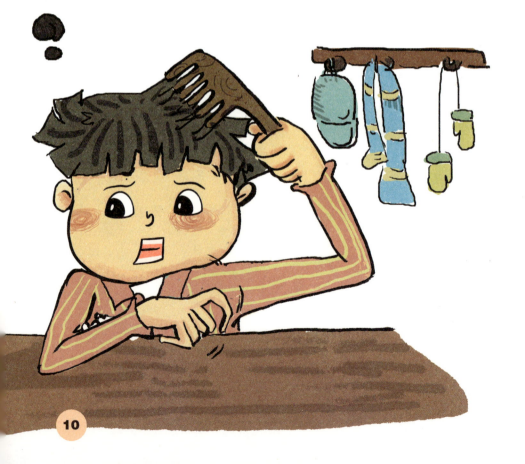

分泌的皮脂和汗液有滋润头皮和头发的作用。天气干燥时，皮脂腺分泌的油脂很少，所以头皮得不到很好的滋润；同时因天气较冷，汗腺分泌的汗液较少，又因天气干燥，头皮上的汗液蒸发较快，所以这时的头皮和头发会变得很干，角质层的细胞脱落速度就会加快，老死的细胞很快聚集，头皮屑自然会多起来。

在潮湿温热的天气里，头皮上的皮脂分泌变多，汗液也较多，角质层脱落就减慢了，或者被粘在头皮上，头皮屑就会相对较少。

头皮屑是病吗

正常人都会有头皮屑，但一般是非常小的颗粒，眼睛是不易看到的。只有头皮发生病变时才会出现白色或灰色的"雪片"。为什么会这样？

这是真菌感染引起的，不严重时，只要勤洗头就不会有烦恼。如果头皮屑非常多，而且有的地方还有红斑，或出现头皮屑油油的情况，就属于不正常了。这时要去医院，请医生帮你治疗！

头皮屑很多时，头皮常常伴有炎症和瘙痒，让人总想挠一挠。这时要赶快治疗，防止恶化，不然头皮屑会周期性或者连续不断地找你的麻烦，严重时会导致毛囊受损和脱发！

有了头皮屑怎么办

头皮屑是人体新陈代谢的正常产物，不必过多担心。应对头皮屑最简单的办法是常洗头。不过洗头频次也不能过高。

一般来说，频繁洗头会减少头皮皮脂的厚度，皮脂会加速分泌，这样角质层脱落也会加速，头皮屑自然会多起来。所以，洗头过勤也不好，小朋友3～5天洗一次即可。

洗头时也有一些讲究，不妨学习一下吧！

首先，一定要用温水洗头发。洗头发不要用凉水，头皮的温度本来就比手的温度高，如果你的手觉得水凉的话，那头皮会觉得更凉，这样洗头发，不仅洗不干净，还可能引起感冒或头痛。当然，用过热的水也不可以，那样头皮会分泌更多的油脂，然后和脱落的角质细胞一起粘在头发上，等头发干后，头皮屑会更多！

其次，正确选用洗发水。避免使用碱性过强的洗发水，以免刺激头皮并加速角质的脱落。如果已经有一些头皮屑了，可以在水中加一些盐，以抑制真菌滋生，从而保护头皮。此外，建议使用去屑洗发水，而且去屑洗发水最好一年更换一种品牌。有些洗发水刚开始用还有效，时间长了就不管用了，因为头皮产生了耐受性，因此定期更换品牌更为科学。

最后，应该把洗发水揉出泡沫后再洗头发。在使用洗发水时，不要拿着瓶子直接将洗发水倒在头上，应先将洗发水倒在手中，略微加点水，用双手揉搓起丰富泡沫后，再把这些泡沫抹到头发上，揉三五分钟后用温水冲洗干净。

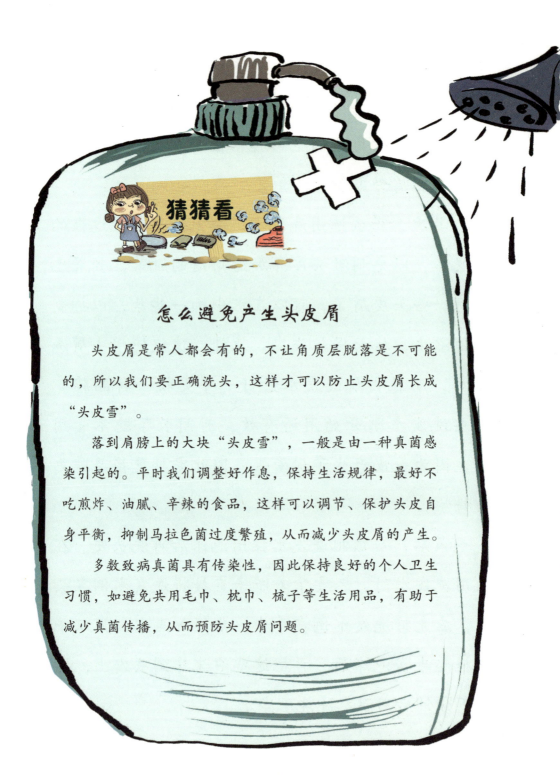

猜猜看

怎么避免产生头皮屑

　　头皮屑是常人都会有的，不让角质层脱落是不可能的，所以我们要正确洗头，这样才可以防止头皮屑长成"头皮雪"。

　　落到肩膀上的大块"头皮雪"，一般是由一种真菌感染引起的。平时我们调整好作息，保持生活规律，最好不吃煎炸、油腻、辛辣的食品，这样可以调节、保护头皮自身平衡，抑制马拉色菌过度繁殖，从而减少头皮屑的产生。

　　多数致病真菌具有传染性，因此保持良好的个人卫生习惯，如避免共用毛巾、枕巾、梳子等生活用品，有助于减少真菌传播，从而预防头皮屑问题。

眼皮跳，
是要发财吗

　　最近右眼皮总是一跳一跳的，听人说"左眼跳财，右眼跳灾"，难道要有灾了？很多人是不相信这种说法的，但有时候眼皮确实会不由自主地跳起来，这是为什么呢？

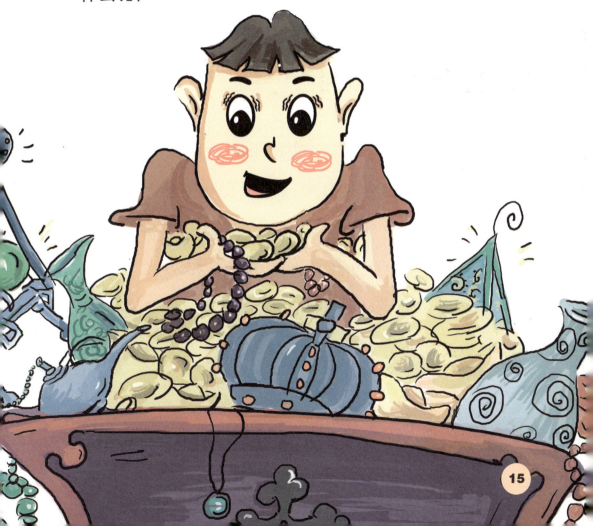

眼皮为什么能睁开闭上

人身上的各种运动都是肌肉运动。肌肉是由神经支配的。人体的每一个部位都有神经，它们通向脑和脊髓。脑神经指挥着头、面、颈部的肌肉。

人的眼皮里也有肌肉，归大脑的第三对和第七对神经指挥。神经收缩或放松，相应地眼皮就可以睁开或闭上了。

为什么眼皮会跳呢

大脑第三对和第七对神经负责眼皮的睁开或闭上，如果它们受到影响，那眼皮也不能好好工作了。比如老人中风后，常常会"面神经麻痹"，眼皮不能紧闭，即使熟睡后也是半睁着眼。

当然，第三对和第七对脑神经太过兴奋也不可以！如果这两对脑神经受到刺激，变得很活跃，眼皮里的肌肉就会不知道如何是好，于是就会一阵阵地收缩，眼皮就跳起来啦！

其实不只是这两对脑神经会兴奋，身体里所有的神经都会有特别激动之时，神经一激动，就会指挥身上的肌肉收缩，出现跳动的现象。有时我们能感受到某一块肌肉不知怎的就跳了几下，就是这个原因。但大部分身体肌肉跳动的情况，我们很难感觉到。眼皮是人身上非常敏感的地方，所以即使很小的跳动也会感觉出来。

什么原因导致眼皮跳

一般情况下，眼皮在不经意间跳几下是正常现象，不必在意，这是因为外界的一个小刺激引起了眼皮神经的不适反应。

有些时候，眼皮一直跳，或者过一小会儿就跳一下，那说明你太累了，疲劳过度、用眼过久或睡眠不足，都可能让眼皮不听使唤，那两对脑神经在提醒你，快快休息吧，不可以再这么累啦！

强光照射或异物进入眼睛等刺激，也可能引发眼皮跳动。

眼皮跳，怎么办

　　眼皮跳，是每个人都可能遇到的，眼皮跳几秒至几分钟，都是正常情况。这时可以闭上眼睛休息一下，或者用热毛巾敷一敷眼睛，或者用大拇指按在太阳穴上，用食指肚从内眼角轻轻向外按摩到外眼角。这些方法能有效缓解短暂的眼皮跳动。所以，当眼皮刚开始跳动时，不必立刻去医院，也许你还没有走到医院，眼皮就不跳了。平时注意用眼卫生，保持精神放松和良好的心态，即可减少眼皮跳的发生。

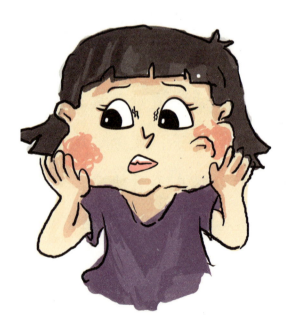

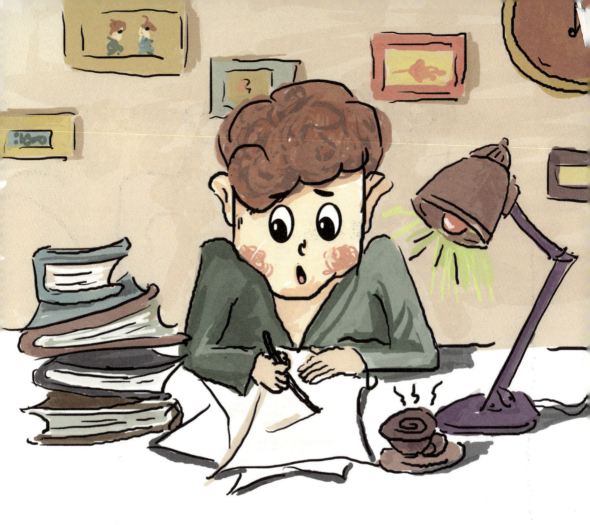

　　不过，眼皮跳得厉害时，还要注意观察有没有越跳越厉害的现象，同时，应该照照镜子，看看脸上有没有其他变化。因为眼皮跳得厉害，也有可能是其他病症的一个征兆。如果眼皮总是不停地跳，而且从眼睛周围到嘴角都有了跳动的感觉，一定要快快告诉爸爸妈妈，必须去医院看医生了！

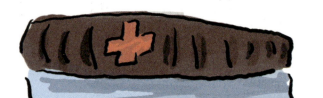

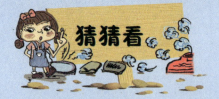

为什么有时候眼皮跳会带来麻烦

小朋友，你可能听说过，有人眼皮跳，真的遭遇了事故，这是为什么呢？一个人的眼皮总是跳，要么是他没休息好，要么是身体内有什么病变。眼皮持续跳动，会让人感到很烦，心绪不宁。这时人的注意力不集中，就会发生一些小意外。如果这时正在过马路，或者正在做有危险的工作，就可能出现一些严重事故。这就是人们所说的眼皮跳惹的"祸"！

为何一说到酸梅，就会流口水

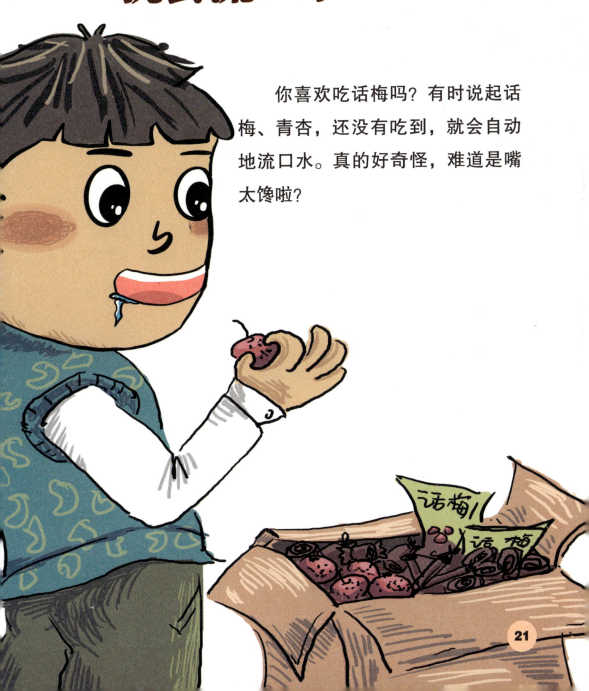

你喜欢吃话梅吗？有时说起话梅、青杏，还没有吃到，就会自动地流口水。真的好奇怪，难道是嘴太馋啦？

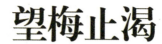

望梅止渴

东汉末年，曹操率兵远征。烈日当空，将士们长途跋涉后口干舌燥，却始终找不到水源。因缺水疲惫，行军速度越来越慢。曹操心里很着急，怎么办呀？

突然，他灵机一动，用鞭子指着远方的山岭说："将士们听好了，前方有一大片青梅林，里面的梅子应该可以吃了！"将士们听后，顿觉口舌生津，马上加快了行军的步伐！

这就是著名的"望梅止渴"的故事，为什么将士们听说有青梅后就顿觉口舌生津呢？小朋友可能有过类似的经历：当看到糖果时会觉得嘴里冒出口水，有时眼睛也不自觉地闭一下，就像吃到了一样。这，就是生理学上所说的条件反射！

什么是条件反射

反射是人和动物通过神经系统，对刺激所产生的规律性反应，是神经调节的基本方式。反射有两种，非条件反射和条件反射。

非条件反射，是人一生下来就会有的反应，如：刚生下来的宝宝，就会吮吸母乳；当把吃的送到嘴里时，嘴里就会产生唾液；有人在你眼前抬起手时，你的眼睛会不自觉地眨……就这类反射来说，只要出现刺激，正常的人体都会做出反应，不需要经过大脑的分析和判断，是一类简单的反射。

最有意思的是条件反射。有人做过一个实验，铃声本来不会使小狗流口水，但在开始训练后，每次响铃时就给小狗喂食物，经过几次后，当小狗再听到铃声，它就会想一定有好吃的了，所以口水便流了出来。

人听到"青梅"就会流口水，也是条件反射，而且是经验性条件反射。如果你从来没有吃过青梅，

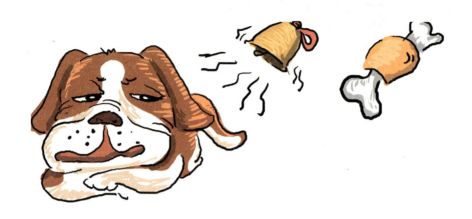

听人说起青梅时，就不会流口水。因为你不知道青梅是什么味道，所以你就不会出现"酸"的反应。

举个例子吧，有个小朋友特别喜欢在冒着热气的热水壶附近玩儿，妈妈批评过他很多次，他都不在意。可是有一天，当他用小手接近热水壶的壶口时，被烫了一下。从此以后，每当接近热水壶时，他都会很小心。

再比如，第一次去医院打针，你一点儿也不会觉得害怕，可是当针扎上你的小屁股时，你疼得哇的一声哭了，以后每次看到针你就会觉得好可怕。这也是有些小朋友一进医院就哭鼻子的原因。

颜色能让人消气吗

一位心理学家认为，不同的色彩，会通过人们眼睛中的视神经影响内分泌系统，这样，人的情绪就会受到影响。为了验证这个设想，他做了下面的实验。

心理学家挑选100名脾气暴躁的人参与了实验，这100人最容易发怒，所以心理学家想办法让他们愤怒，正当他们要生气时，又让他们走进不同颜色的房间。结果显示：粉红色、蓝色、白色房间里的大部分人情绪逐渐平稳；黑色房间里的人情绪不但没有变好，反而更糟糕了；而其他颜色房间里的人没有明显改变。

心理学家分析后指出，有些颜色会让人镇定，特别是粉红色。它会通过神经系统对人的下丘脑发出信号，使肾上腺素分泌减少。

这时，心肌的收缩力量也减弱了，心跳慢下来，原本即将爆发的怒气也随之消散。这正是色彩通过视神经使身体内部发生变化的结果。

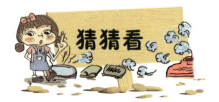

什么是肾上腺素

上文说肾上腺素减少人就不会生气了，这是为什么呢？

肾上腺素在我们身体中的作用很大。它是肾上腺髓质分泌的激素物质。它能让我们的心脏收缩力增强，心脏、肝和筋骨的血管扩张，皮肤、黏膜的血管收缩。医院抢救心脏暂停的病人时就常常会用肾上腺素作为强心药，让心脏重新跳动起来。

当人感觉到害怕、生气的时候，肾上腺素分泌会增多，心脏就会处于很紧张的状态中，这样心肌就会用力地收缩。

小朋友，当你感到害怕，心脏"砰砰砰"地使劲儿跳的时候，说明你的肾上腺素正在加速分泌！

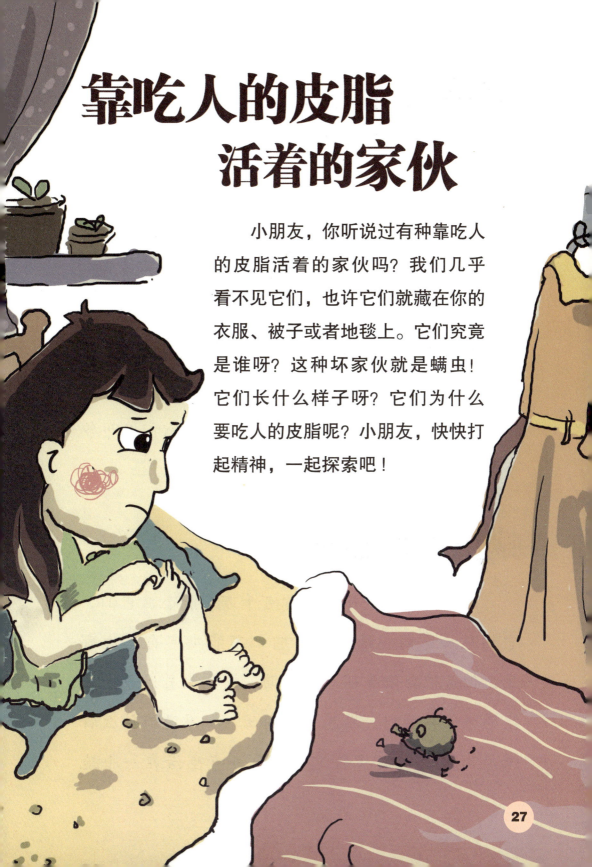

靠吃人的皮脂
活着的家伙

　　小朋友，你听说过有种靠吃人的皮脂活着的家伙吗？我们几乎看不见它们，也许它们就藏在你的衣服、被子或者地毯上。它们究竟是谁呀？这种坏家伙就是螨虫！它们长什么样子呀？它们为什么要吃人的皮脂呢？小朋友，快快打起精神，一起探索吧！

无处不在的螨虫

小朋友，你见过螨虫吗？它们藏在床单、地毯、沙发里，小到只有0.1～1毫米，必须用显微镜才能看清它们！

螨虫有4对足，1对小触须，没有翅膀和触角。它们的身体结构有别于昆虫，虫体分为颚体和躯体，像个小包子似的团在一起。它们的躯体和腿上都有毛，而且有的毛还很长！

科学家已发现的螨虫有5万多种，它们遍布各个角落，其中以床铺上的螨虫数量最多。

螨虫是哪儿来的

螨虫的个子很小，但你可千万不能小瞧它们。它们与蜘蛛同属蛛形纲。它们不能决定自己去哪儿，但是很会依靠别人的帮助，它们跟着风或者寄生的物体移动到世界的各个角落。如果没有什么特殊原因迫使它们移动，它们会一直生活在一个地方，地毯、沙发、毛绒玩具、被褥、坐垫、床垫和枕芯等都是它们的家。它们以人类分泌的汗液、皮脂和脱落的皮屑为食，而且一只螨虫每天能排出几十颗排泄物颗粒。

螨虫对人有什么危害

螨虫虽然很小，可是它们却总会"暗箭伤人"！人们在春天容易发生过敏性疾病，一

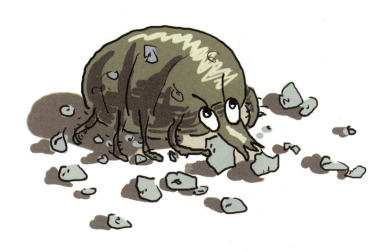

般情况下，许多过敏症状的罪魁祸首正是这些肉眼难见的小生物！

当春天来临，天气变暖的时候，也就是这些小螨虫兴风作浪的时候。尘螨在温暖潮湿的地方活动很频繁，如果活螨虫直接进入人体，就会导致人们出现咳嗽、哮喘或者过敏性鼻炎的症状，皮肤上还可能长起小红斑！

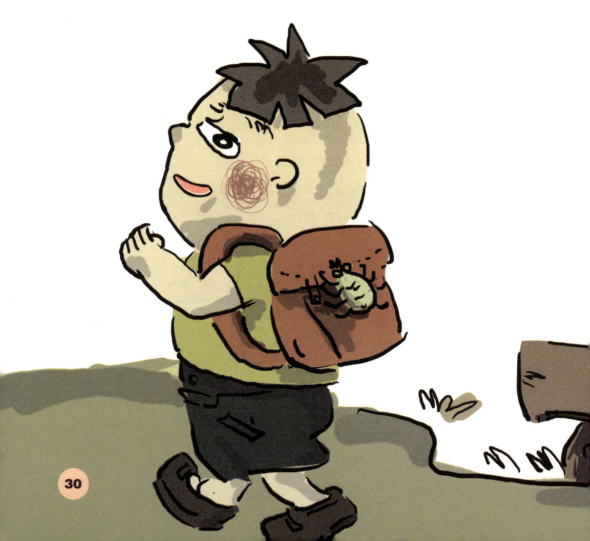

在很多的过敏源中，尘螨是主要的致敏源之一，很多小朋友得的哮喘就是它们惹的祸。另外，粉螨能引起肠螨症和肺螨症，甜食螨则可能导致多种疾病。值得注意的是，不仅活着的螨虫有害，其尸体、分泌物或者排泄物同样可能诱发过敏反应。

我们能拿螨虫怎么办

整天和螨虫在一起，真的好危险，那我们要拿螨虫怎么办呢？我们可以用下面的办法来控制它们。

方法一：洗一洗，晒一晒

螨虫可是一种适应性很强的小家伙哟，它们特别喜欢在棉麻织物上安家。我们的衣服一定要勤换洗；每隔两周左右可以用热水清洗一次床上的物品；最好不要在卧室里铺地毯，家里也不要摆放挂毯、布艺之类招尘土的物品，很多螨虫就是跟着灰尘一起来到你家的呢！特别是小朋友，更不要总是抱着毛绒玩具玩。

方法二：通通风，透透光

螨虫喜欢潮湿、温暖而且有灰尘的地方。它们在这些地方不仅生活得很舒适，而且还会生很多小宝宝。所以我们要经常打开门窗，给家里通通风，让阳光进来，把屋子变干燥，特别是使用空调的屋子，更要常通风！

方法三：用湿布清洁

螨虫的尸体、分泌物或者排泄物会堆积在它们生活的地方，如果打扫房间的时候，把灰尘弄得满天飞，它们就会跟着灰尘进入我们的呼吸道中，引起过敏反应。所以在打扫卫生的时候，一定要用湿

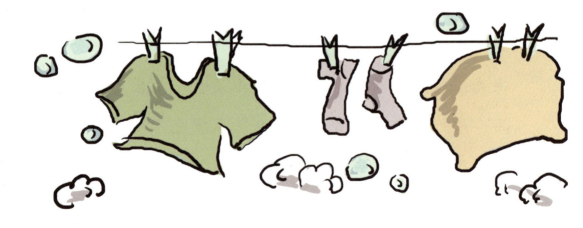

抹布或者特制的除螨布清理，不要让尘土飞扬。

方法四：远离你的小宝贝

爸爸妈妈可能在家里种了很多的花花草草，不要只顾着漂亮可爱，我们要注意藏在它们中间的螨虫！养花的肥料中有很多的螨虫和真菌，所以在上花肥的时候要把它们埋在花盆中。这样不仅花草有了养料，螨虫也会因为不喜欢这个环境而减慢生长。

养宠物就更要注意了，小朋友不要跟宠物过多地亲近，因为螨虫也很喜欢它们。它们毛茸茸的皮毛正是螨虫的好住所，所以一定要让爸爸妈妈定期给宠物驱虫、洗澡。

方法五：别储存过多食物

螨虫喜欢吃的东西可不只是皮屑，你爱吃的饼干、奶粉也是它们喜欢的食品，而且你最喜欢的糖类也是它们的最爱。如果你把它们和食品一起吞进肚子，这就会成为你的健康隐患。所以家里别储存太多的食品，而且也不要在床上吃东西！

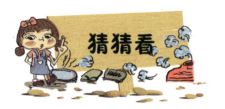

怎么知道感染螨虫了呢

如果你与螨虫亲密接触，或者与感染螨虫的人接触的话，那么你也有可能感染螨虫。

螨虫最喜欢住在鼻子、额头、脸蛋等地方。因为这些部位的温度、湿度刚刚好，皮脂腺也很丰富，比较适合它们生长繁殖。

小朋友如果在出汗时、晚上睡觉时感觉鼻子、脸痒痒的，过段时间还出现了黑头，那可能是螨虫的排泄物堵塞毛孔，变干变硬造成的。

更严重的是，螨虫过敏还可能会引起皮疹或哮喘，如果出现这些情况，一定要及时去看医生。

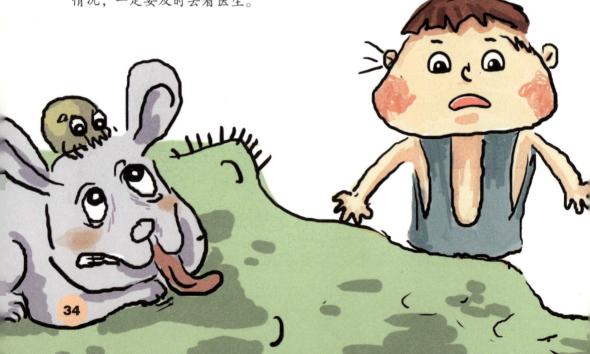

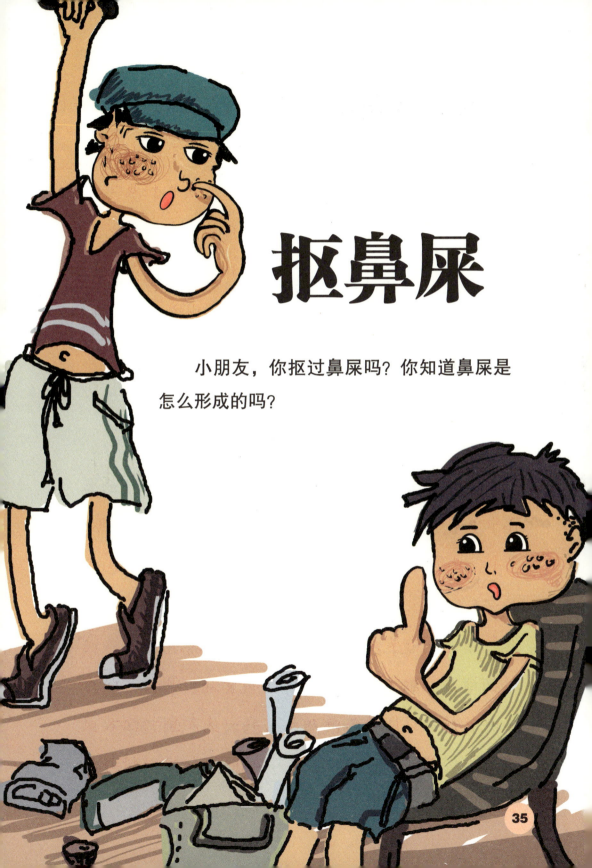

抠鼻屎

小朋友，你抠过鼻屎吗？你知道鼻屎是怎么形成的吗？

鼻屎和鼻涕是一家人

在了解鼻屎之前，我们要先认识一下鼻涕这个"好帮手"！

我们的鼻腔里有一层黏膜，黏膜下有黏液腺。它们每天都会分泌黏黏的液体，这就是鼻涕。别看鼻涕不太讨人喜欢，它可是保护我们健康的小卫士哦！它能湿润和加热吸进鼻子的冷空气，减少干燥空气对肺部的刺激。

一个健康的人24小时会分泌大约1000毫升的鼻涕。小朋友也许会有疑问：每天分泌这么多的鼻涕，为什么我们平时并没有一直流鼻涕呢？

其实啊，这些鼻涕大部分都被我们自己"处理"掉了！

具体来说，大约有700毫升的鼻涕用于加湿吸入的空气，剩下的部分参与了鼻腔的自我清洁，在鼻纤毛的带动下流向喉咙，最后被我们自己不知不觉地咽下去了。

说完鼻涕，再来说说鼻屎。当空气比较干燥时，鼻腔里的温度会让鼻涕慢慢变干，和灰尘混合在一起，最后就变成了小朋友不喜欢的鼻屎！

可以不长鼻屎吗

鼻屎就是干后的鼻涕。我们如果不想有鼻屎。要怎么办呢？其实不让鼻涕干掉就可以了！那要怎么做呢？

当天气干燥时，每天洗脸时可以湿润一下鼻腔，如果天气特别干燥，我们可以用小棉签蘸一些没有刺激的油脂，像凡士林、绵羊油、石蜡油等，涂抹在鼻孔的周围，一天可以抹三四次，特别是在起床后和睡觉前，这样可以让鼻腔保持湿润。

晚上，在室内放一个加湿器或一盆清水，可以增加室内湿度，尤其在冬季更要这样做。每天让室内空气保持一定的湿度，这样人吸入的空气是湿润的，就不会产生很多鼻屎了！

可以用手挖鼻屎吗

人们都不喜欢鼻屎，它会让鼻子发痒，有时候还会影响呼吸！这时当然是挖一挖鼻孔，把讨厌的鼻屎拽出来清理掉才痛快。呵呵，千万不要这样做哟！这可是既不雅观也不文明的做法，而且还有一定的危险呢！

小朋友，你知道吗？看着十分干净的指甲缝中，其实藏着很多细菌。如果你抠挖鼻屎，那些污垢和细菌会乘机进入鼻腔，可能引发呼吸道疾病。如果你的指甲较长，在反复挖鼻孔时还容易划伤脆弱的鼻腔黏膜，导致鼻子出血，细菌就会顺着伤口进去，可能会导致更严重的感染。

怎么清理鼻屎呢

小朋友，你是不是很困惑，有鼻屎却又不让随手挖，那怎样才能清理干净呢？现在我们来讨论怎样清理鼻屎。

如果鼻屎较多，可把一个小棉签轻轻塞到鼻孔中，然后转一转，一些鼻屎就能被小棉签带出来了。也可以使用专门的塑料鼻屎夹，动作要又轻又快哦。

如果鼻屎较硬的话，脱脂棉花就是最好的选择。把脱脂棉花搓成适合鼻孔大小的棉条，用生理盐水、鱼肝油或冷开水浸湿后放入鼻孔里，待鼻屎湿润稀释后，再用干净的小棉签清理。小朋友要在爸爸妈妈的帮助下操作才安全。

如果你发现自己的鼻屎突然变多，可能是感冒或鼻黏膜发炎了，记得让爸爸妈妈带你去医院做详细检查！

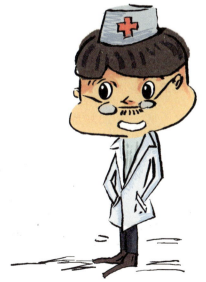

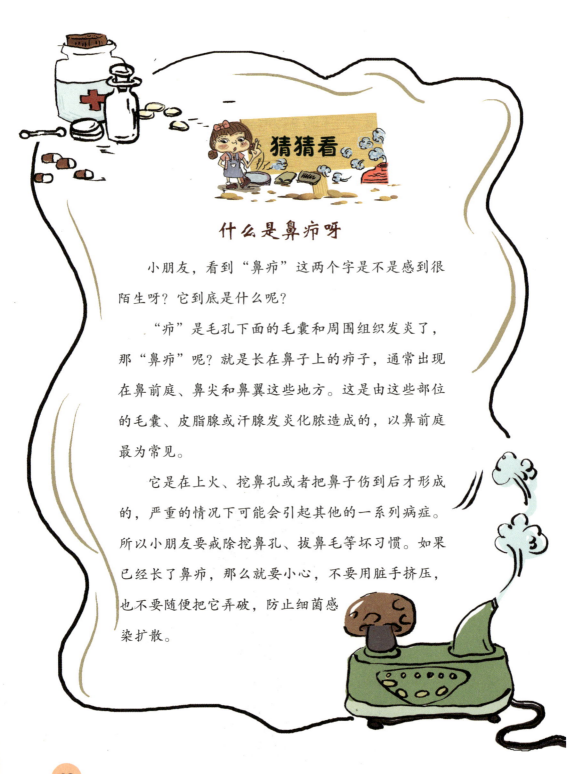

什么是鼻疖呀

小朋友，看到"鼻疖"这两个字是不是感到很陌生呀？它到底是什么呢？

"疖"是毛孔下面的毛囊和周围组织发炎了，那"鼻疖"呢？就是长在鼻子上的疖子，通常出现在鼻前庭、鼻尖和鼻翼这些地方。这是由这些部位的毛囊、皮脂腺或汗腺发炎化脓造成的，以鼻前庭最为常见。

它是在上火、挖鼻孔或者把鼻子伤到后才形成的，严重的情况下可能会引起其他的一系列病症。所以小朋友要戒除挖鼻孔、拔鼻毛等坏习惯。如果已经长了鼻疖，那么就要小心，不要用脏手挤压，也不要随便把它弄破，防止细菌感染扩散。

睡醒了，眼睛上有黄黄的眼屎

　　早上醒来，眼睛有些难受，用手揉揉，怎么会有黄黄的眼屎呢？难道是眼睛太脏了吗？

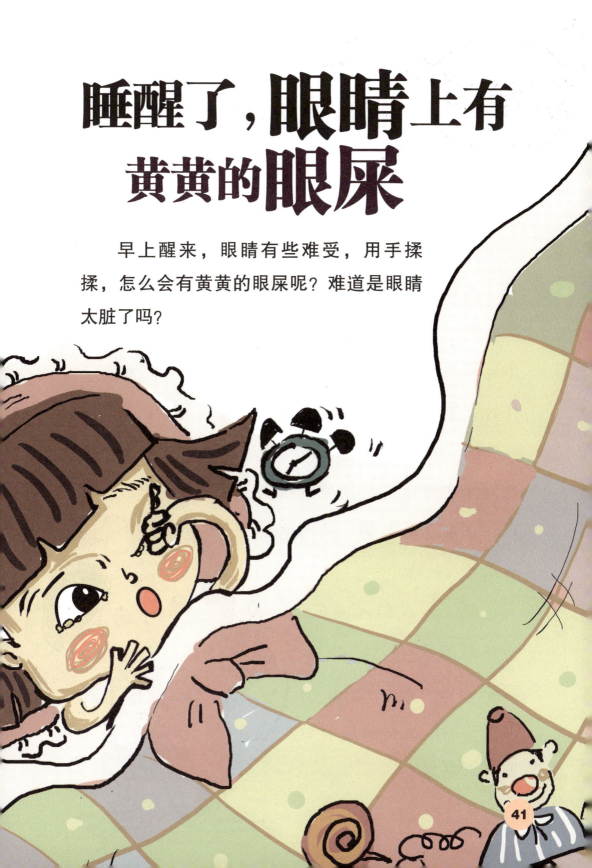

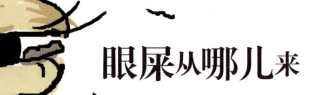

眼屎从哪儿来

我们的眼角有时会流出些黄黄的东西，黏糊糊的，真难受！这就是眼屎，小朋友，你知道眼屎是从哪儿来的吗？

人眼睛的构造十分复杂，眼皮看着没什么，但里面有一个像软骨一样的"睑板"。睑板里整齐有序地排列着许多睑板腺，它们会分泌一种像油脂一样的液体。

白天，随着眼皮的眨动，这些油脂就会慢慢移动到眼皮边缘，帮助留住眼泪，让眼睛保持水汪汪、亮晶晶的！同时也防止汗水流入眼睛中。

晚上，我们入睡了，睑板腺可没有休息哦！它们还在一刻不停地分泌着油脂。这些油脂和白天进入眼睛的灰尘混合在一起，就变成了我们早上看到的眼屎啦！

有眼屎是病了吗

正常的情况下，人都是会有眼屎的。但如果眼屎突然增多了，甚至早晨你醒来的时候，眼屎都把睫毛粘在一起了，这时你就要注意啦，你可能有些

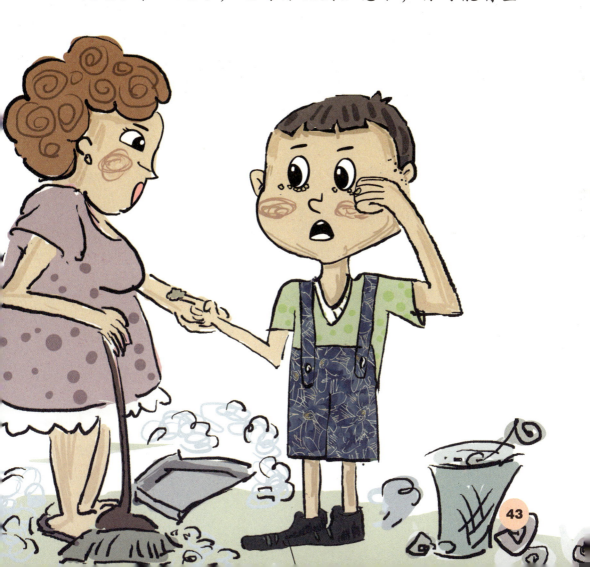

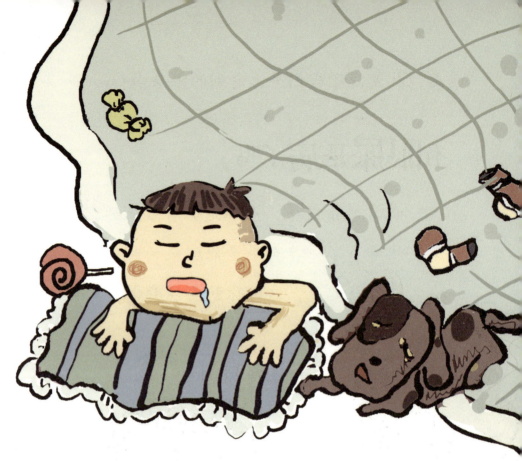

上火。眼睛是心灵的窗户，你身体的变化也会反映在眼睛上。因为上火，眼睛会变得干燥，那么睑板腺就会分泌更多的油脂，泪腺也会分泌更多的泪水，到了晚上，这些油脂和泪水聚在眼角，眼屎就会变多！

　　还有更严重的情况，眼屎多也可能是因为眼睛病啦！当眼睛受到细菌感染时会产生炎症反应，眼睛中的各种"腺"就会分泌很多东西，血液中的白细胞也会聚到眼睛周围，白细胞是来杀死这些细菌的，被杀死的细菌和战斗中战死的白细胞，都会聚在眼屎中，眼屎就会变多了，而且还会出现黄白的颜色。

怎样才能去掉眼屎

有些小朋友不爱喝水，容易上火，就会有较多的眼屎，那就多吃些蔬菜、水果，尽可能防止上火。同时，要注意不要用小脏手乱揉眼睛，避免眼睛感染发炎。如果真的有很多眼屎，又粘在睫毛上该怎么办呢？

这时候不要用手或不干净的手帕擦拭眼睛，也不可以与别人混用脸盆、毛巾等洗浴物品。用消毒纱布和小棉签蘸上一点点温开水或生理盐水擦拭干净就可以了。

如果因为眼病而生出很多眼屎，那最好去医院请医生来帮助治疗。

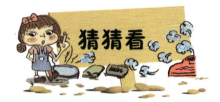

什么是白细胞

白细胞是我们身体的卫士，会杀死细菌。白细胞是什么样的呢？

白细胞，存在于我们的血液中。白细胞分为中性粒细胞、嗜酸性粒细胞、嗜碱性粒细胞、单核细胞、淋巴细胞。它们随着血液在人体内巡逻，如果哪儿出现紧急情况，便会一起出发去抗击敌人。

白细胞在人体防护、免疫和创伤修复过程中起协同作用。去医院看病，医生一般会让验血，来确定病症，如果血液中含有的白细胞很多，说明你的身体出现了炎症，白细胞在齐心协力抗击"敌人"！

好臭啊! 汗臭，脚臭，口臭

踢完球换下来的衣服汗味浓重，小球鞋也臭烘烘的。小朋友，如果在人多的地方，身上有汗臭味、口臭或脚丫味，可能会让人感到不舒服。身体为什么会发出臭味儿呢？我们一起来寻找答案吧！

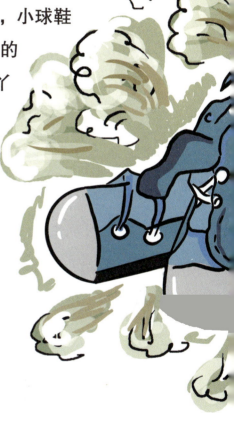

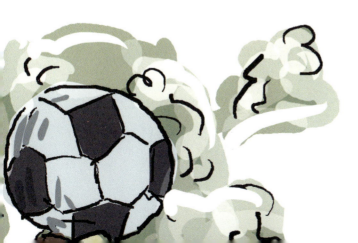

为什么会闻到气味

小朋友用鼻子闻一闻，就能知道饼干放在哪里，或者妈妈把香肠藏在什么地方。为什么鼻子能分辨各种气味呢？

人的大脑有嗅觉中枢，鼻腔顶部两侧各有一个嗅觉区，布满对气味敏感的嗅觉细胞。

每种物质都有独特的气味。当气味被吸入鼻腔，经过嗅觉区时，会刺激嗅觉细胞，随后通过嗅神经、嗅球、嗅束传递信号至大脑嗅觉中枢，大脑就会立刻判断出气味类型。

美国《科学》杂志刊登的一项研究显示，人类的鼻子理论上能嗅辨至少1万亿种不同的气味。

一身的汗味怎么这么臭

在夏天，我们总能闻到汗臭味儿，太烦人了，那一身的汗味到底是怎么形成的呢？

汗臭可不是因为汗水才臭的哟！人的汗水中近

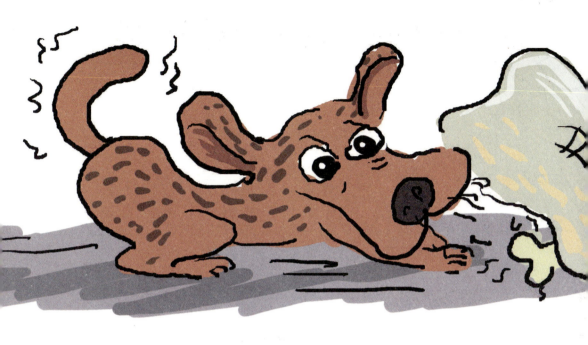

99%都是水，它是为了帮助我们身体散热，调节体温才会冒出来的。

那为什么出汗后会有汗臭味儿呢？这是因为汗里还含有脂肪、蛋白质等物质，当我们大量出汗时，水被蒸发掉，这些物质就会留在体表，而这些物质刚好是细菌的"美食"。那种难闻的汗味儿是细菌分解这些物质的时候，所产生的氨和脂肪酸等物质散发出来的。

如何做可以**有效**消除**汗臭味**

有些人会用香水，想用香水的味道把汗味儿盖过去。其实这样不仅盖不过去，还会导致怪味儿产生。我们可以勤洗澡，尽量穿棉、麻材质的浅色衣物，这样有助于身体散热，汗水也就少了。小朋友去外面玩之前，也可以选用一些止汗露、爽身

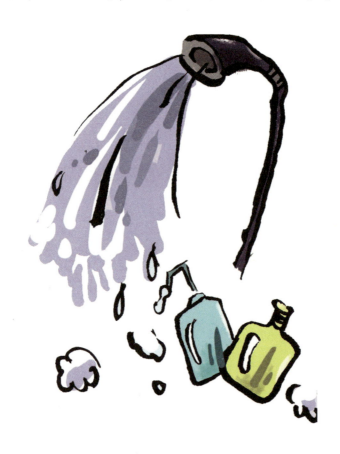

粉等止汗爽身的用品，让自己身上总是清清爽爽、香喷喷的！

哦，脚怎么这么臭

有的人脚臭得很，不敢脱掉鞋子，怕会把人熏跑！为什么脚会这么臭呢？

其实，汗水刚流出来时是没有味道的，但由于袜子和鞋把脚裹得严严实实的，空气不流通，汗水蒸发不了，脚底最外面的角质层就会膨胀起来，变成细菌爱吃的"甜点"。食物充足，细菌的活动就更加活跃，分解的物质增多，产生的臭味会变得更浓。

小朋友，鞋袜要选择透气、吸

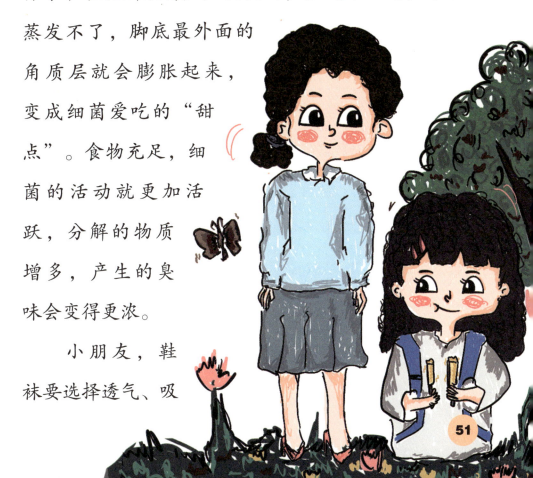

汗的，并且要常换、常洗、常晒太阳，不要把你的鞋袜变成细菌的乐园哟！

如果小朋友的脚特别爱出汗，就要经常洗脚，保持脚部卫生，还可以在脚上抹些止汗露、爽身粉，保持小脚丫的干燥。

口臭？闭上嘴巴别说话

除了以上两种因为汗水引起的臭味，我们与人聊天的时候，也会闻到一些臭味。仔细一闻，天啊！竟然是从他的嘴里发出来的，这是怎么回事？为什么嘴里会有这么难闻的味道呢？

口臭的始作俑者是细菌。细菌会对口腔内的食物残渣进行分解，在细菌的代谢过程和食物残渣的发酵过程中，都会产生带有臭味的气体。这些气体主要是可挥发性硫化物。一般情况下，这类气体的量很少，人们不会觉察到。但当口腔环境变差，细菌数量增多，致使这类气体大量产生时，这种味道就会被闻到。食用含有刺激性气味的食物，

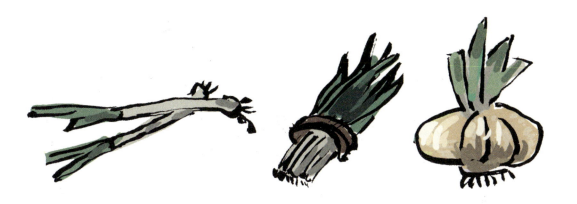

如大蒜、洋葱等，也会出现短时间的口臭，这是由食物本身的味道造成的。除此之外，抽烟、酗酒，以及鼻窦炎、胃食管反流病、糖尿病等，也常会引起口臭。

减轻或消除口臭的关键是保持口腔卫生，减少细菌滋生。经济而实用的方法是使用正确的方法刷牙，定期进行口腔检查，必要时进行洁牙，消除口腔内的"卫生死角"。另外，还要避免大量食用含有刺激性气味的食品，适量饮酒，努力戒烟，保持身体健康，这样才能拥有清新的口气。

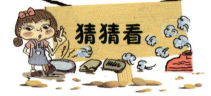

汗水为什么可以调节体温

夏季，外界的温度升高时，皮肤就会感觉到热，这时候汗水就会沿着毛孔排出来。汗液近99%都是水分，汗出来后要蒸发，水在蒸发成水蒸气的时候就会吸收热量，这样，汗水在蒸发的时候就会把皮肤上的热量带走，皮肤的温度就降下来了，因此汗腺有"人体天然空调器"的称号。

如果特别热而又不能出汗的话，热散不出去，这时皮肤温度升高，体内温度也会跟着升高，人就会出现呕吐、眩晕等中暑症状。因此，正常的排汗功能对维持人体热平衡至关重要。

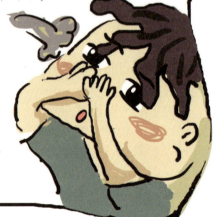

吃坏东西啦，
我要吐

　　一大桌美味的东西，一下子全吃啦！突然觉得很难受，肚子里的东西一个劲儿地往上顶。不行，好像要吐！这是怎么回事？难道那些东西在肚子里打架了吗？要吐了，好难受，怎么办？小朋友，我们快想想办法吧！

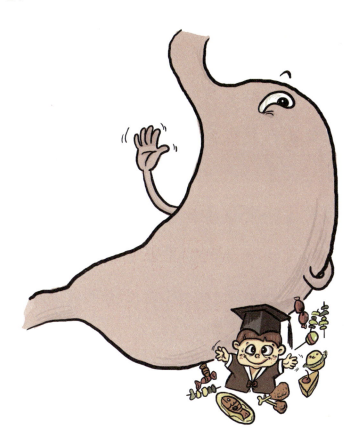

呕吐是什么

有时我们不小心吃了变质的东西，或者吃得太多，都会呕吐。小朋友，你知道什么是呕吐吗？

呕吐是将吃进胃里的东西，反流到食管里，然后从嘴里吐出来的一种反射动作。一般情况下，呕吐会经历恶心和干呕两个过程。当胃不喜欢吃进去的东西时，它就会"抗议"——在搅拌食物的过程中，把食物从胃的入口挤回食管，这时你就会感到特别难受，这就是我们常说的"恶心"。

当胃里的食物被消化得差不多时，反流到食管的食物又会流回胃里，恶心感就会消失，你会觉得舒服很多。但是如果出现了"干呕"，那是在排出食管中的气体，紧接着就会发生"呕吐"——那些没有消化的食物就会从嘴里吐出来。不过要注意，有些呕吐发生得特别快，可能没有明显的恶心和干呕过程。

为什么会呕吐

　　人的胃像一个动力机器，时刻都在运动，当你吃完东西后，胃通过周期性蠕动，将食物与胃液充分混合，并磨碎成半流质的食糜，然后慢慢送入小肠。

　　当吃的食物太杂或变质时，胃窦与幽门就会收缩关闭，胃就会把食物向食道方向推动，胃体和胃底的张力减小了，贲门开放，食物进到食管，膈肌和腹肌突然收缩，腹部的压力一下子变大了，那些食物就会通过食道、咽部吐出来。有时呕吐得太厉害，胃中已消化的食物也会被吐出来！

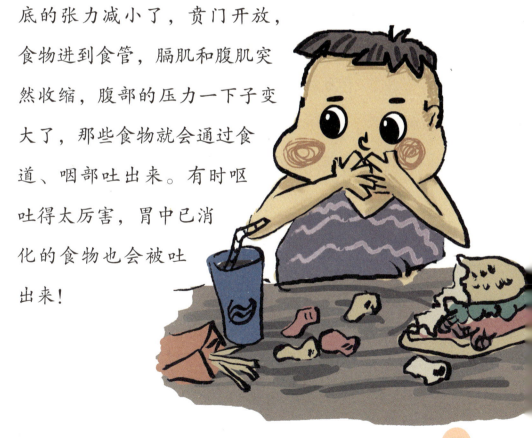

一般的呕吐，是因为我们吃的食物对身体有害，或者胃不适应。从这点来说，呕吐是我们身体的一个条件反射，对人体有一定的保护作用，吐出来后就会觉得身体舒服很多。

如果吐得特别厉害，那有可能是病症，剧烈的呕吐还会引起脱水、电解质紊乱等并发症。

如果呕吐怎么办

如果小朋友呕吐了，可以先小口地喝点水，往下压一压，千万不要大口使劲儿喝水哟！也可以喝一些补液盐，这样对腹泻和呕吐都有好处。

当吃含有蓖麻油或镁盐成分的药品时，也可能会引起恶心、干呕，甚至呕吐，这时可以先吃一块冰糖，缓解一下药物的副作用，特别是小朋友吃药时，可以用这个方法。

如果是胃寒、胃胀，可以喝一些红糖姜水来暖胃。

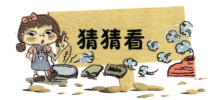

胃长什么样

　　人的胃主管着消化，就像一个食品加工厂一样，把我们吃进去的食物磨碎，方便其他器官消化。

　　胃有两个口，上面的口通着食道，名字叫"贲门"，食物从嘴里吃进去后，沿着食道向下，从贲门进到胃里。下边的口是幽门，通往小肠，食物在胃里消化后，通过幽门进入小肠。

吃得好饱……
呃，打嗝还有
洋葱味儿

今天吃得好饱呀，呃！呃！怎么回事呀？怎么打嗝还有洋葱味儿呢？好讨厌！小朋友，你知道这是为什么吗？我们有没有办法不打嗝呀？

为什么会打嗝

每个人都会打嗝，一般在吃东西太快，或者情绪起伏严重时发生；酒或药物也可能会引起打嗝；就连没出生的小宝宝在妈妈的肚子里也会打嗝。

在胸腔和腹腔之间有个厚厚的肌肉隔膜，它的形状像一顶帽子，把胸腔和腹腔隔开，这就是"膈肌"。膈肌上分布着神经系统和血管。当我们吃得过饱时，胃部胀大会顶到膈肌，膈肌受到刺激后，通过神经系统将信号传给大脑，大脑马上下达"打嗝"的指令。这时膈肌开始阵发性或者痉挛性收缩，气流触发声带振动，从而产生响声，这就是常说的"打嗝"！

打嗝怎么停不了

一般情况下，打嗝过一会儿就会自行停止。但有时打嗝会持续很久，而且还有节奏。不管你在做什么，即使在睡觉时也会不停地打嗝，这种情况称为"呃逆"。

吃饭太快，边吃饭边喝水，食用过热或过冷的食物……这些情况都有可能引起打嗝。一般来说，憋气一段时间，然后做几个深呼吸，就会恢复正常。

如果持续打嗝，就要引起重视了。因为连续打嗝，膈肌不断痉挛性收缩，可能会引起食管黏膜撕

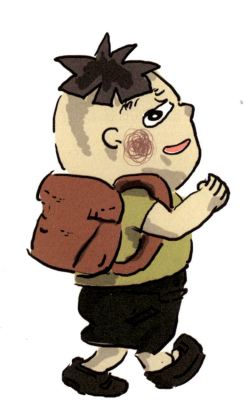

裂，导致消化道出血！

有时候打嗝不停，胃里会发出"咕噜、咕噜"的声音，还伴有异味。如果有苦味，可能是你体内胆汁分泌过多；如果有腐烂的味道，可能是食物长时间以糊状形式滞留在胃里。这时要尽快去医院检查，因为这可能是生病的征兆！

打嗝怎么办

有什么好办法可以止住打嗝呢？

最常用的方法是分散注意力。打嗝时如果紧张，那么只会越打越厉害。可以尝试放松一下，然后深吸一口气，憋住，时间越长越好。然后再呼气，反复做几次。这样让膈肌得到休息，打嗝自然就停止了。

也可以喝点热水，喝一大口，分几次咽下。如果没有较热的水，也可以用弯腰喝水的方法：把温水放在桌面上，弯下腰，双手捧杯子，喝几口温开水，慢慢咽下。保持这个姿势1～3分钟，打嗝也会停止。因为弯腰时胃离膈肌更近，温水可以让膈肌变暖放松，缓解痉挛。但是一定要注意，水要分小口咽下，不能大口喝哟。

如果打嗝总也止不住，身体开始出现其他难受的症状，就要去医院检查了。

碳酸饮料为何会引起打嗝

小朋友，你有没有这样的经历呢？喝可乐、雪碧等碳酸饮料时会打嗝，甚至还会有气体从鼻子里钻出来。

碳酸饮料是富含二氧化碳的饮料。在喝这些饮料时，吸进人体的空气和溶解在饮料里的二氧化碳会自动向体外散发，通过鼻孔和嘴巴排出，就会产生"响亮"的饱嗝。

这时鼻子会有酸酸的感觉，让人很难受，这也是喝碳酸饮料的常见反应。

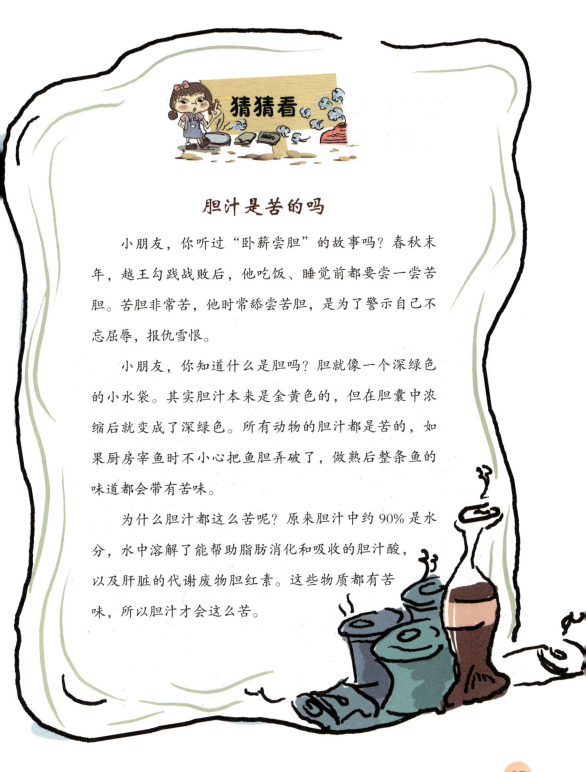

胆汁是苦的吗

小朋友，你听过"卧薪尝胆"的故事吗？春秋末年，越王勾践战败后，他吃饭、睡觉前都要尝一尝苦胆。苦胆非常苦，他时常舔尝苦胆，是为了警示自己不忘屈辱，报仇雪恨。

小朋友，你知道什么是胆吗？胆就像一个深绿色的小水袋。其实胆汁本来是金黄色的，但在胆囊中浓缩后就变成了深绿色。所有动物的胆汁都是苦的，如果厨房宰鱼时不小心把鱼胆弄破了，做熟后整条鱼的味道都会带有苦味。

为什么胆汁都这么苦呢？原来胆汁中约90%是水分，水中溶解了能帮助脂肪消化和吸收的胆汁酸，以及肝脏的代谢废物胆红素。这些物质都有苦味，所以胆汁才会这么苦。

耳朵里会动、让人发痒的，
可能是耳屎

　　什么东西在耳朵里滚动，弄得耳朵痒痒的？是耳屎在作怪吗？小朋友，快来了解下耳屎是怎么回事吧！

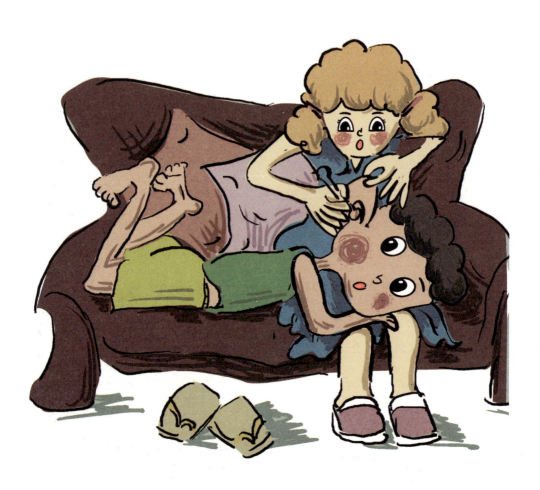

什么是耳屎

小朋友，爸爸妈妈有没有给你掏过耳朵呀？你一定见过耳朵里那些黄黄的小片片吧，那就是"耳屎"。不过，它们还有一个学名，叫"耵聍"。

有的耳屎像小蜡片一样，是淡黄色的干片片，有的耳屎呈油质状，有的块头比较大、比较硬。不管什么样子，它们都住在外耳道中，也就是耳朵从洞口到鼓膜的小隧道里。

耳屎是怎么形成的

小朋友一定会很好奇：眼里会长眼屎，鼻子中有鼻屎，就连耳朵里也有耳屎，好奇妙呀！那么，耳屎是怎么形成的呢？

我们先来看一下耳朵吧！耳朵是由一些软骨组成的，外耳道软骨部的皮肤中有耵聍腺，它跟其他地方的汗腺不太一样，虽然构造相同，耵聍腺的分泌物像熔化的蜡一样。耳道中也有皮脂腺，专门分

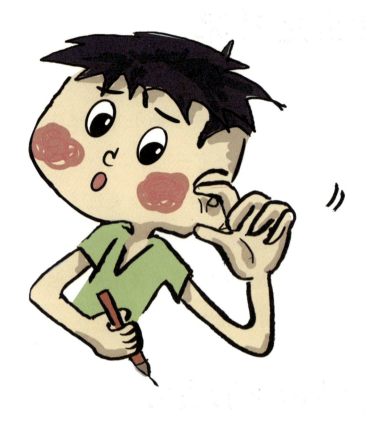

泌一种油脂。这些蜡一样的耵聍腺分泌物混合着油脂，就在耳道内形成了一层很薄的膜，这就是原始的耳屎。

原始的耳屎有很大的黏性，一些皮肤碎屑和进入耳道的灰尘会被它们粘住，干燥后就形成了一块块淡黄色的耳屎。

有的人耵聍腺和皮脂腺分泌物特别多，形成了棕黄色的油性黏稠物质，有的甚至流了出来，人们叫它们"油耳"，也就是软耳屎。

还有一些耳屎堆满了耳朵眼却出不来，在耳朵眼里被风干了，慢慢地堵住小小的耳朵眼，甚至像石头一样硬，这就是硬耳屎。

在洗澡时如果不小心使耳朵进了水，耳朵就会发闷，可能是水被耳屎堵住引起的。

耳屎有什么用吗

有些人喜欢用火柴梗、挖耳勺之类的东西在耳朵里挖来挖去，恨不得把耳屎掏得一干二净。小朋友，你知道吗？其实耳屎是不用挖的，它们是保护耳朵的"宝贝"呢！

耳屎不仅油乎乎的，而且味道很苦。当小虫子进入我们耳朵时，耳屎就会给它们点颜色看看。先请它们尝尝苦苦的味道；如果小虫子还不离开，继续往里闯的话，那油乎乎的耳屎就会把它们粘住，让它们不能再动。

耳屎还有保护鼓膜的作用，有它们在耳道中守护着，不管是小虫子、灰尘异物，还是水，都没有办法进入。

耳屎很多怎么办

小朋友，如果耳屎在耳道里越聚越多，你感到很不舒服的时候，就告诉爸爸妈妈，让他们用正确的方法给你掏耳屎。

可以先用小棉签在外耳道入口处轻轻清理，一般情况下小棉签会把耳屎带出来，而且有棉花在外面包着，也不会伤到你的外耳道。

如果耳屎较硬较大，那就千万不要自己处理，因为耳屎可能与外耳道粘得很结实，或者耳道中已经发炎了。这时一定要到医院去，请医生来处理。

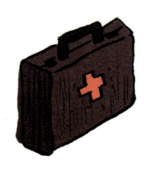

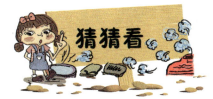

什么是鼓膜

鼓膜是人们常说的耳膜，在耳道深处，是一层有弹性的灰白色半透明薄膜。人能听到声音，就是因为鼓膜在振动，它通过振动将声音信号转化为神经信号，传到大脑，大脑就会通过判断这个声音的各项指标，告诉我们是什么声音。

当你拿一些不当的东西掏耳朵时，太深入就会把鼓膜弄破；外界的压力过大，或者声音过高也会对鼓膜造成伤害。

我们一定要保护好鼓膜，如果它被损坏的话，轻则会影响你听力的灵敏度，重则会致聋。鼓膜一旦不振动了，你就什么都听不到啦！

黄色的**尿液**
有股味儿

小朋友，你对尿液一定不陌生吧？尿液中有一股说不上来的怪味儿，俗称尿骚味。尿到底是什么？为什么会有这股怪味儿呢？

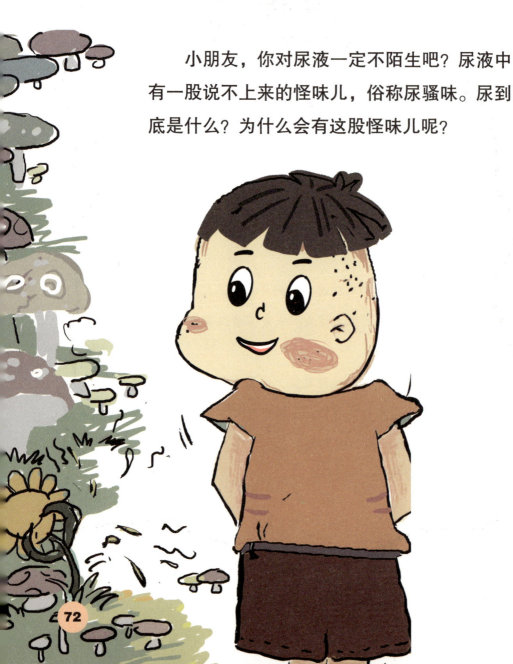

尿液是怎么形成的

尿液是人类新陈代谢产生的液体废物。那么，尿液是怎么形成的呢？

尿液是在肾脏中形成的。肾脏位于腰部后方、脊柱两侧，形状像蚕豆，有拳头那么大，是我们人体重要的器官之一。

肾脏的基本单位是肾单位。每个肾单位由肾小体和肾小管组成。肾小体内有肾小球，那是一团球形的毛细血管网。当血液流经肾小球时，肾小球就像筛子一样，把血液中的水分、无机盐、尿酸、尿素等物质过滤出来，形成原尿。原尿接着流入肾小管，在这里，对人体有用的物质会被重新吸收回血液，而剩下的水分、无机盐、尿酸、尿素等废物就形成了尿液。

肾脏里有无数个肾单位，这样就有无数个肾小球和肾小管。它们每时每刻都在工作，把产生的尿液集中在一起，流到肾盂中，再通过输尿管流到膀胱中储存起来。

膀胱是一个暂时储存尿液的地方，等尿液达到一定量时，膀胱就会胀大，膀胱上的神经就会告诉大脑想尿尿的信息。等我们到了厕所，大脑就会告诉膀胱可以排尿了，膀胱的顶部肌肉开始收缩，尿液就冲出体外啦！

尿液一定是黄色的吗

健康人的尿液呈淡黄色，每昼夜会排出尿液约1800毫升。如果尿量突然增多或减少，或者尿液颜色发生改变，可能表示身体出现了异常。因此，我们可以通过观察尿液的颜色，初步判断自己的健康状况。

患病的人尿液会呈现不同颜色。泌尿系统出现损伤时可能会产生血尿。肌肉受到严重的挤压伤时，肌红蛋白进入血液，经肾脏过滤后尿液可能呈暗红色。肝胆病人特别是黄疸病人的尿，常呈现像浓茶一样的黄褐色。

虽然尿液颜色不正常可能是疾病发出的信号，但也不能看到尿液有颜色，就吓得惊慌失措，有时一些食物、药物都会使尿液变色。小朋友可以注意观察，当你吃了很多胡萝卜后，尿就会呈现出亮黄色啦！

尿中的味儿是什么

初生婴儿的尿液是没有什么气味的，因为他（她）们只喝母乳，体内代谢简单。随着年龄增长，尿液都会有一股臭味，这是正常现象，因为尿液中含有尿素。这种味儿，其实就是尿素分解产生的味儿！

不过，尿液也会出现其他气味。如果新排出的尿液出现氨水气味，或腐败的腥臭味，这可能是患膀胱炎等病的表现。如果尿液出现苹果香味，这可能是糖尿病酮症酸中毒、饥饿性酮症或其他代谢异常所致。

上面所说的大部分情况，都是患病后常见的尿液特征。但有时也不必过于紧张，因为吃大蒜、葱头或带特殊气味的药物，也会使尿液有特殊的气味。

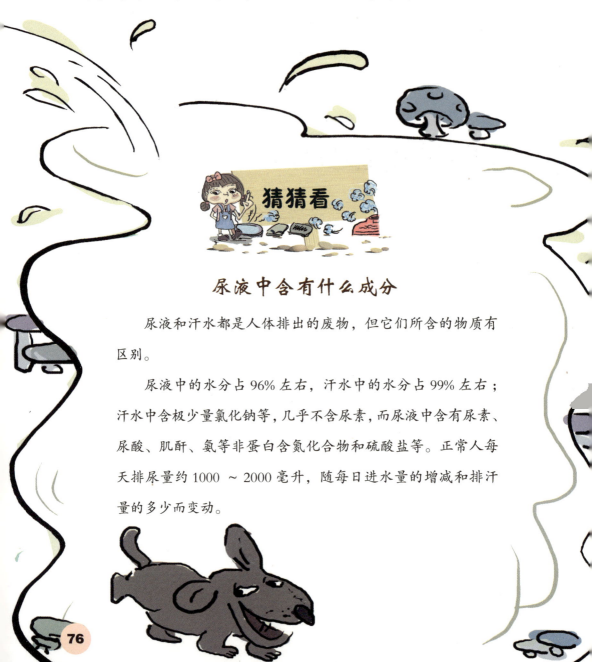

猜猜看

尿液中含有什么成分

尿液和汗水都是人体排出的废物，但它们所含的物质有区别。

尿液中的水分占 96% 左右，汗水中的水分占 99% 左右；汗水中含极少量氯化钠等，几乎不含尿素，而尿液中含有尿素、尿酸、肌酐、氨等非蛋白含氮化合物和硫酸盐等。正常人每天排尿量约 1000 ～ 2000 毫升，随每日进水量的增减和排汗量的多少而变动。

喉咙里堵着一口痰，好难受

　　小朋友，你有没有过喉咙难受，想咳又咳不出来，好像有东西粘在嗓子里的感觉？有时咳出来一些黄色黏痰，让人好恶心！

　　痰是什么？它怎么会跑到我们喉咙里去？有没有什么好办法让它消失？

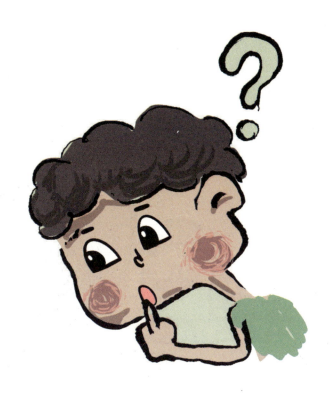

什么是痰

　　痰是呼吸道受到刺激分泌的液体，也叫痰液。它的成分包含黏液、吸入的异物、病原微生物、炎症细胞、脱落的黏膜上皮细胞等。

　　人体的大部分分泌物起保湿润滑的作用，痰的外表虽然会令人感到恶心，但依然承担保护人体的重要责任。

　　当人吸入冷空气或干燥空气时，鼻腔黏膜通过丰富的血管扩张增加血流量，使空气升温；同时，黏膜腺分泌黏液湿润空气。在下呼吸道中，空气中的颗粒和病原体会被气管、支气管的黏液粘附，再

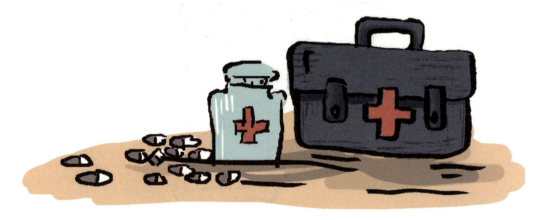

通过纤毛的规律摆动推送至喉咙，最终以痰的形式排出。

痰一定要吐出来吗

痰里包着脏东西和细菌，但有些小朋友不会吐痰，常常"咕咚"一声就咽下去了，这样可不好。

为什么不能咽痰呢？因为痰里黏着灰尘、病菌和死掉的细胞，咽下去等于把脏东西送进肚子！

人的胃液具有强酸性，如果把痰咽下去，胃液可以杀死痰液中大部分细菌，然而，结核杆菌、芽孢杆菌等耐酸菌可能存活并进入肠道。这些细菌通常会被肠道免疫系统清除，但在肠道屏障受损或免疫力低下时，可能通过血液扩散至其他脏器，引发感染。

空气中飘着成千上万的细菌，这些细菌的生命力还特别旺盛，它们被痰包起来后，不会被痰杀死，而是继续生存着。地上的痰干燥后，一些细菌又重新被风吸到空气中，像结核杆菌就可以顺风飘

8 ～ 10 天！

小朋友，看完了上面的介绍，你一定会下定决心把痰吐出来吧？但吐痰可不能随地吐！如果有痰，要吐到纸巾里，然后把它扔到垃圾桶中。这样细菌被痰包着，干燥后也不会再飘到空气里了！不随地吐痰，是讲卫生讲文明的表现！

为什么痰变多了呢

人在健康的情况下痰很少，因为肺中分泌的黏液，只需要保持吸进肺的空气湿润温暖就可以了。那为什么有时痰会突然增多，而且你总想咳嗽呢？

这是因为你可能生病了！上呼吸道感染包括鼻炎、咽炎、喉炎等，下呼吸道感染包括细支气管炎、肺炎等，它们都有可能让肺里的黏液为了达到保护作用而增多。这时，你呼吸时就会听到好像空气穿过什么东西的声音，或者干脆上不来气，要使劲儿咳嗽才行。

当刺激性气体、尘埃、致病细菌、病毒等刺

激呼吸道造成人体不适时，上呼吸道就可能发生炎症，痰量就会增多；而且混杂着身体与病菌作战后的残留物，痰的颜色很可能会变黄或变绿。

当你周围的人痰变多了，你就要知道他们这是生病了，可以戴上口罩先保护自己。从外面回到家后，一定要洗脸洗手，特别是在春、冬季节，更要多加注意！

有什么办法可以化痰吗

当有很多痰时，真的很麻烦，会呼吸不顺畅，还总想咳嗽。不要担心，现在我们就学几个化痰的小方法吧！

当你咳嗽痰多时，可以趴在沙发上，然后让爸爸妈妈拍拍你的背，这样可以起到宽胸理气的作用，让痰顺利地快速跑出来。

当咽喉里有黏稠的痰液时，可以少量多次饮用温开水或淡盐水，保持咽喉湿润。温开水能舒缓黏膜、稀释痰液，使其更易咳出；温开水还能改善血液循环，促进新陈代谢，让体内产生的废物和毒素迅速顺着尿液一起排出来，减轻对呼吸道的刺激。

如果痰多伴随着嗓子疼的话，可以采用一种蒸气疗法！把开水倒入一个大口的杯子中，然后张大嘴巴，让鼻子和嘴对着杯口，吸气、吐气……痰液就会慢慢被稀释，这样还可减轻气管与支气管黏膜的充血和水肿，减少咳嗽。但小朋友一定要注意，千万不要把自己烫到！

最快速的化痰止咳法，是在医生指导下吃一些药剂。不要怕，很多的化痰药并不苦，一些冲剂、糖浆也很好喝。除了吃药，也可以让妈妈给你做些甜丝丝的雪梨汤，或多吃梨，这样也能起到辅助作用。

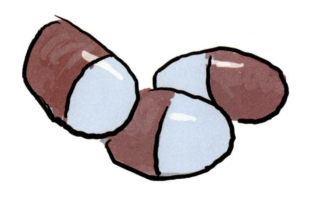

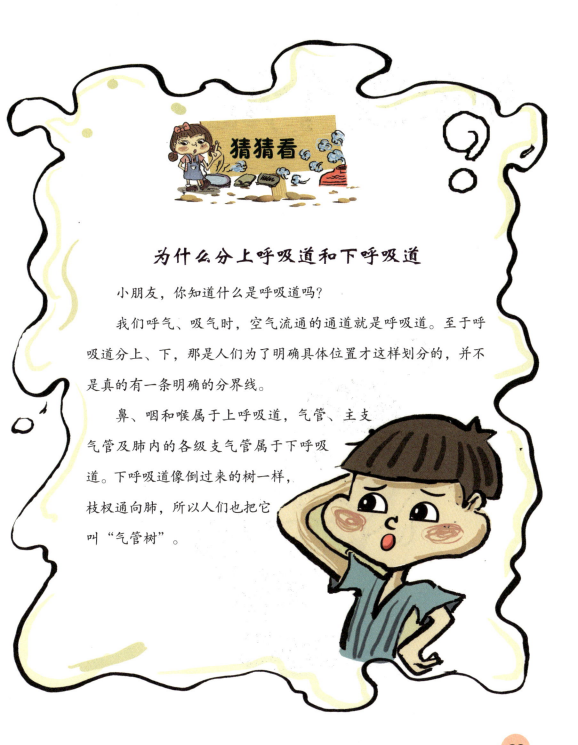

为什么分上呼吸道和下呼吸道

小朋友，你知道什么是呼吸道吗？

我们呼气、吸气时，空气流通的通道就是呼吸道。至于呼吸道分上、下，那是人们为了明确具体位置才这样划分的，并不是真的有一条明确的分界线。

鼻、咽和喉属于上呼吸道，气管、主支气管及肺内的各级支气管属于下呼吸道。下呼吸道像倒过来的树一样，枝杈通向肺，所以人们也把它叫"气管树"。

趁身边没有人偷偷放个屁

　　小朋友，你有没有偷偷地放过屁呀？有时放屁让人好尴尬，当着那么多人，屁"砰"的一声放出来了，还带有很臭的气味，真的很不好意思呀！人为什么会放屁呢？有没有什么办法不让屁那么臭呀？

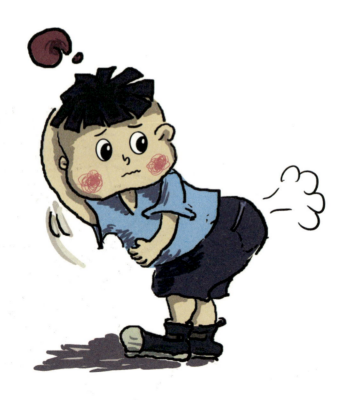

为什么会放屁

人为什么会放屁呢？小朋友，你先想想，放屁时有什么感觉呢？开始时，是不是觉得小肚子里有气体在跑？接着这个气跑到肛门了，放松肛门，它有时会"砰"的一声放出去，有时会悄悄地溜出去。不管它是怎么出去的，只要它出去，然后你就会觉得好轻松，对吧？

肠道里为什么会有气呢？主要有以下两个原因。

第一个原因，我们吃东西时不仅把食物吃进嘴里，同时还会"吃"进一些空气，特别是吃饭时爱说话的小朋友，"吃"进的空气会更多些。屁中约70%的成分，来源于我们"吃"进去的空气。这些空气进入胃后，有一部分会通过打嗝的方式排出去，但大部分气体会进入肠道中，再通过肛门排放出去。

第二个原因，我们吃进去的食物不能完全被分解，尤其是淀粉类食物，如面食、土豆、红薯等，它们在消化道菌群的作用下会发酵产生较多气体。

这些气体在肠道内累积，并随着肠的蠕动向下运行，肠的蠕动会将这些气体从肛门排出。

为什么屁会臭

屁中 99% 都是没有臭味的气体，比如氮气、二氧化碳、氧气等，而剩下的 1% 是有气味的，比如硫化氢、粪臭素等。屁的气味跟我们吃下去的东西有关，也跟肠道里细菌的种类、数量有关。如果一个屁非常臭，那多半是因为我们吃了太多鸡蛋、肉类等富含蛋白质的食物，肠道细菌分解蛋白质会产生臭气。这就是俗话说的"吃得香，拉得臭"。

屁可以忍着不放吗

有些小朋友觉得放屁好丢人，所以不好意思放屁，那就只好使劲儿憋着，也不敢大口喘气，憋得脸通红。这样虽然保全了面子，可是有屁憋着不放，是不健康的哦！

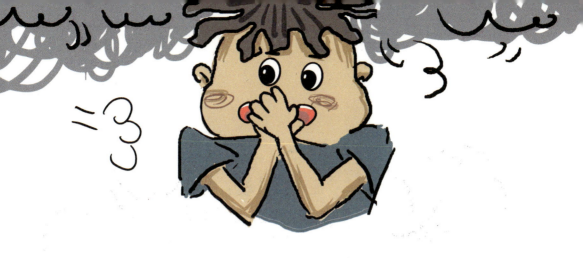

屁中的硫化氢、氨气、吲哚虽然含量极低，但都属于有毒物质，如果憋着不放，有可能使你的小肚子一直胀胀的，影响消化，甚至还可能产生腹膜炎、肠梗阻等疾病。肠道内硫化氢等有害气体可能被黏膜吸收进入血液，需经肝脏代谢解毒，若频繁憋屁，可能加重肝脏负担，甚至增加慢性炎症或代谢异常风险。因此，小朋友要记住：有屁就要放出来，这样身体才会更舒服！

通过屁能看出健康吗

医生常常会根据放屁的情况来评价患者的肠道功能，所以接受胃肠手术后，护士总爱问患者放屁了没有，放屁了就说明患者可以吃饭和喝水了。

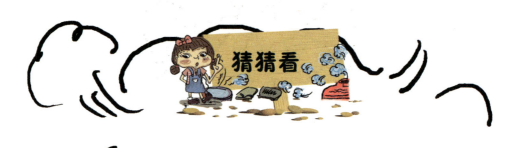

吃什么会放屁多

　　一般来说，如果吃了太多淀粉类和蛋白质类的食物，就容易放屁。具体吃什么食物会让人放屁多呢？有一些食物，如地瓜、洋葱、甘蓝和土豆等，吃多了，会使肠胃蠕动加快，产生较多气体。除此之外，有些不易消化的食物也会让人放屁多，比如油腻的、硬的食物，会加大胃的负担，消化过程也会产生额外气体。所以如果不想总是放屁，可以适当少吃这类食物。

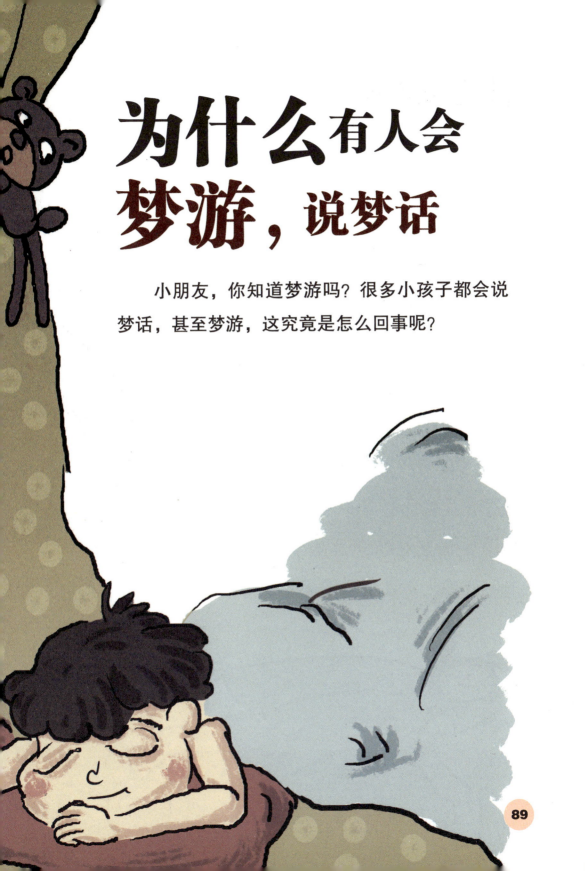

为什么有人会梦游，说梦话

小朋友，你知道梦游吗？很多小孩子都会说梦话，甚至梦游，这究竟是怎么回事呢？

什么_是梦游

　　小朋友，你睡觉时老实吗？一般人睡觉会安静躺着，偶尔翻翻身、打呼噜。但有些人却不是这样，他们熟睡之后会做许多奇怪的事，最有意思的就是梦游。那什么是梦游呢？

　　有人睡着后，会突然从床上爬起来，胡说几句话；有的梦游者会有条不紊地穿好衣服，起床后洗衣服，收拾屋子；还有人甚至会到外面兜一圈，再回到床上继续睡。最神奇的是，他们醒后完全不记得昨天晚上自己做了什么！

　　民间流传的梦游故事，总被说得神乎其神。比如，有人说梦游者都闭着眼睛，却能跨

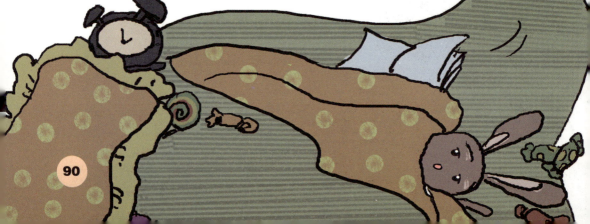

过任何障碍；有人说梦游者会做一些清醒时无论如何也不敢做的惊险动作；有人说梦游者可以从几米高的地方跳下去，却不会摔伤……其实这些都是误解。梦游者的眼睛大都是睁着的，他们和睡醒的人一样，要靠眼睛来辨别方向。至于说他们有特异功能，更是不可能的，他们也会摔伤、撞伤，更不要说从几米高的地方往下跳了！

梦游是怎么回事

有人认为梦游是月光引起的，但科学家发现，满月夜晚的梦游发生率并不高，即使在没有月光的夜晚，有人也会梦游。

梦游是由大脑皮质细胞活动导致的。正常人入睡后，大脑皮质细胞处于抑制状态，会老老实实地休息。但梦游的人却不是这样，当他们进入深度睡眠后，部分大脑皮质细胞还处于兴奋状态，所以他们就会起床做事，但醒来后完全不记得。

一般情况下，梦游的大多是儿童，特别是那种非常活泼、富有想象力的儿童。不过，随着孩子年龄增长，梦游现象往往会自行消失，一般不需要特殊治疗。

小朋友，如果你会偶尔梦游，不需要过度担心，让爸爸妈妈把你的房间重新布置一下，不要让

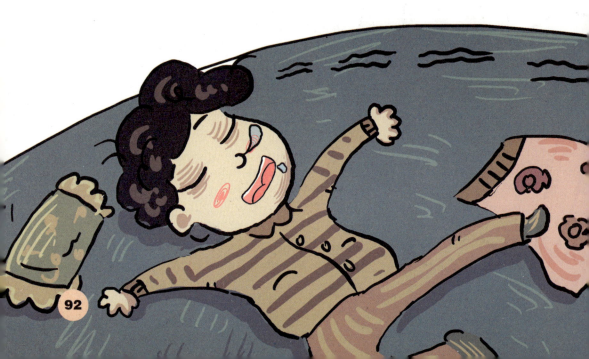

你在梦游时受伤即可！梦游的成年人很少，如果成年人经常梦游，那是得了"睡行症"，应该去医院及时治疗！

说梦话正常吗

有些小朋友不会梦游，但时常会说梦话。有的是在梦里唱歌或哭笑，有的能说完整的句子，最神奇的是还可以跟别人对话，一问一答，就像没睡着时一样。有人说的梦话非常清晰，有人说的梦话含含糊糊。为什么人会说梦话呢？是不是生病了？

小朋友不要担心，说梦话是很正常的。因为儿童白天玩得太兴奋了，晚上睡觉后大脑还在兴奋状态，所以才会说梦话。

经常说梦话的成年人，有可能是因为工作或生活压力过大，精神过度紧张。要多参加一些体育锻炼，注意休息，调节心理，缓解工作、生活所带来的压力。

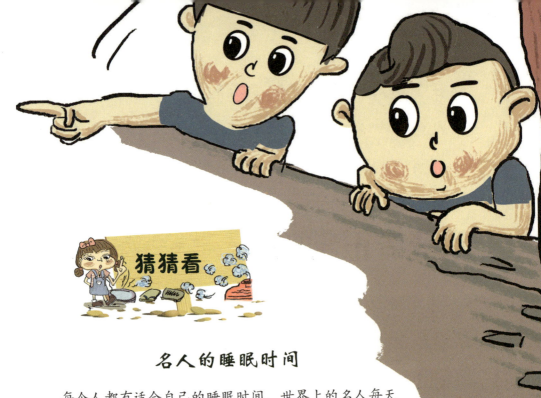

名人的睡眠时间

　　每个人都有适合自己的睡眠时间，世界上的名人每天睡几个小时呢？

　　法国皇帝拿破仑晚上从不会睡足 3 小时，但会在下午稍微睡个午觉，又或者在征途中的马背上打盹儿来补充缺少的睡眠；英国政治家丘吉尔会一直工作到凌晨 3 ~ 4 点才入眠，早上 8 点即起床开始新一天的工作，基本上只睡 4 小时，不过丘吉尔也会利用午睡来补充缺少的睡眠。除此之外，科学家牛顿和爱迪生晚上也只睡 3 ~ 5 小时。

　　相反，物理学家爱因斯坦平均每天要睡足 10 小时才开始工作，这个睡眠时间要比普通人还要长。

　　由此可见，名人的睡眠时间千差万别。不过需要提醒的是，这些都属于个别案例，现代医学建议青少年每天应保持 8 ~ 10 小时的充足睡眠。

双胞胎是怎么回事

　　小朋友，你见过两个长得很像的人吗？你一定会说，有呀！双胞胎！嗯，的确，双胞胎无论个头儿，还是长相都会很相似，甚至有些时候会有心灵感应呢！双胞胎到底是怎么回事呢？所有的双胞胎都长得一样吗？我们今天就来探讨一下双胞胎的问题吧！

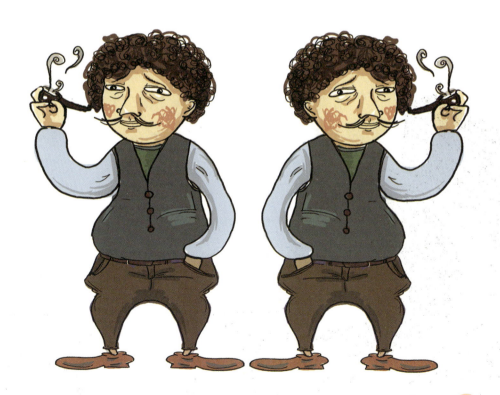

双胞胎为什么一模一样

　　这要从生命的起源说起。妈妈的一个卵细胞遇到爸爸的一个精子，它们结合形成受精卵。这个受精卵游到妈妈的子宫中，然后在此"安营扎寨"，慢慢长大，就成了胎儿！

　　有的双胞胎是由妈妈的两个卵细胞同时受精变成受精卵，在妈妈的子宫内分别拥有一套自己的胎盘，各自在胎盘中发育长大。这样出生的两个婴儿相貌不太相同，只是相似，叫作异卵双胞胎。

　　还有一种情况，叫同卵双胞胎，他们来自同一个受精卵。这个受精卵在长大的过程中分成了两个，所以长成的宝宝会像一个模子

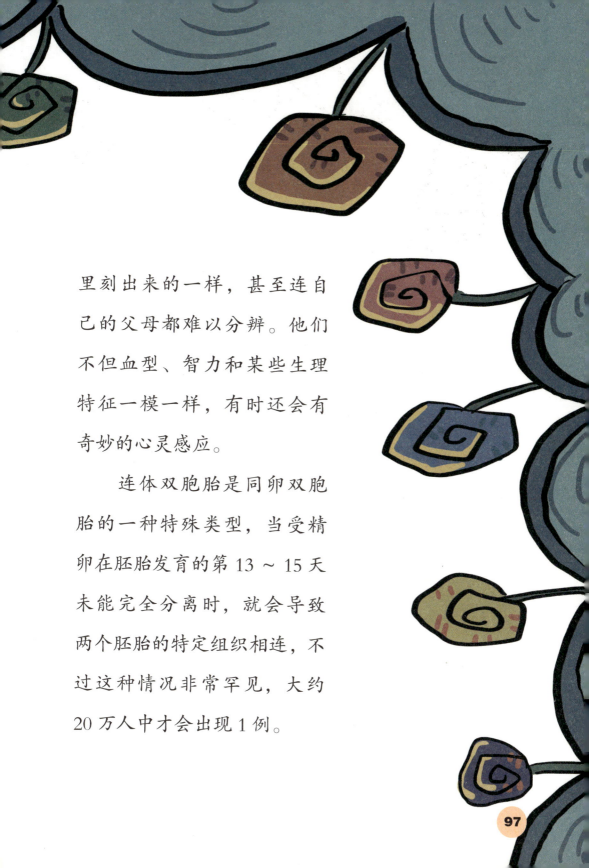

里刻出来的一样，甚至连自己的父母都难以分辨。他们不但血型、智力和某些生理特征一模一样，有时还会有奇妙的心灵感应。

连体双胞胎是同卵双胞胎的一种特殊类型，当受精卵在胚胎发育的第 13～15 天未能完全分离时，就会导致两个胚胎的特定组织相连，不过这种情况非常罕见，大约 20 万人中才会出现 1 例。

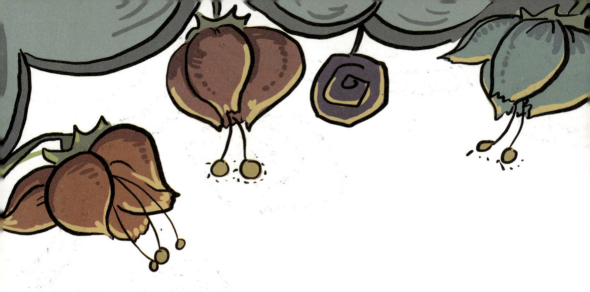

双胞胎之乡

云南省普洱市墨江哈尼族自治县是世界闻名的"双胞胎之乡"。

墨江位于云南省南部，北回归线恰好从县城中心穿过。墨江县常住人口约30万，竟有千余对双胞胎，特别是该县境内的河西村，双胞胎的比例超过百分之四。

墨江县远高于全国平均比率的双胞胎现象，其主要原因，至今仍是一个谜。当地一位哈尼族老人介绍，河西村有一口神秘的双胞胎井，喝过井水的夫妻容易生下双胞胎。虽然科学界尚未完全解开这个谜团，但每年都吸引着海内外游客前来探秘。

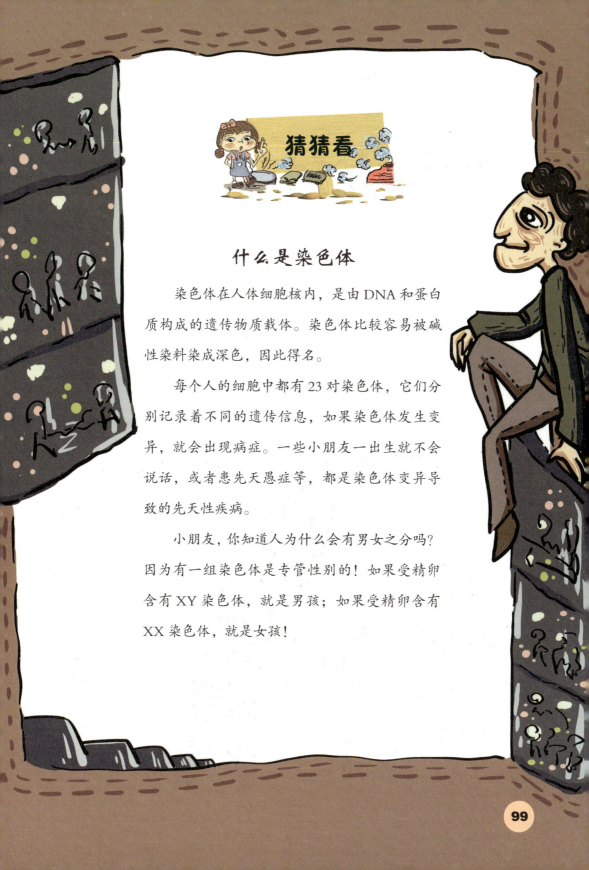

猜猜看

什么是染色体

染色体在人体细胞核内，是由DNA和蛋白质构成的遗传物质载体。染色体比较容易被碱性染料染成深色，因此得名。

每个人的细胞中都有23对染色体，它们分别记录着不同的遗传信息，如果染色体发生变异，就会出现病症。一些小朋友一出生就不会说话，或者患先天愚症等，都是染色体变异导致的先天性疾病。

小朋友，你知道人为什么会有男女之分吗？因为有一组染色体是专管性别的！如果受精卵含有XY染色体，就是男孩；如果受精卵含有XX染色体，就是女孩！

老年人怎么会长出新牙

　　小朋友都知道：小孩子一天天在长大，而大人会一天天变老，不仅是相貌，人体各种器官也会随着年龄的增长而逐渐衰老。不过有些人的相貌，显得比实际年龄大得多，年纪不算大，却是一副老态龙钟的样子；而有些人的相貌，看起来比实际年龄小许多，让同龄人十分羡慕。如果有人说自己返老还童，你会相信吗？

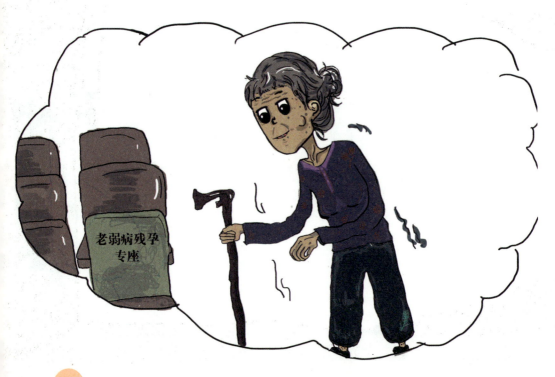

老弱病残孕
专座

人是怎样变老的

美国哈佛大学的生物学家研究发现，人出生时，脑细胞数量约 140 亿个。与其他可再生的体细胞不同，人脑的绝大多数神经元细胞，在人成年后基本失去分裂增殖能力。从 25 岁起，每天约有 10 万个脑细胞自然凋亡，且随年龄增长，凋亡速度逐渐加快。

25 岁，人体肌肉的力量达到高峰，这时是人最有力量的时候。30 岁后，身体各方面的机能开始下降，如皮肤上出现细小皱纹，逐渐失去弹性，听力

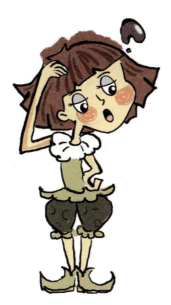

开始下降。

40 岁后，身体抵抗力下降，淋巴细胞数量明显减少，杀灭病菌的能力也下降，而且身高也会出现"缩水"现象呢！

50 岁后，衰老速度逐渐加快，皮肤松弛，皱纹增多，味觉也会慢慢减弱。55 岁以后，衰老速度越来越快，脑细胞机能降低。

到了 60 岁，衰老速度反而会慢下来，虽然身高比青年期降低 2～3 厘米，味觉更加迟钝，但与 40 岁时的衰老速度相比，要慢很多。

总体上讲，人虽然会变老，但人的寿命在哺乳动物中算比较长的。保持健康生活方式，配合现代医疗技术，实现优质长寿的目标正在成为可能。

老年人怎么会长出新牙

每个人的一生都有两套牙齿。第一套是乳牙，是出生后逐渐长出来的；乳牙到一定年龄就会逐个脱落，并开始长出第二套牙齿，即恒牙。这个过程每个小朋友都经历过，就是换乳牙！第二套牙齿是逐渐长齐的，直到20多岁时才开始长智齿。智齿位于上下牙床的最里侧，共有四颗。

专家对老年人新长出的牙齿做了检查，并做出了科学解释。

一般而言，老年人长出新牙，主要与智齿有关。

人在该长智齿时没有长，是因为

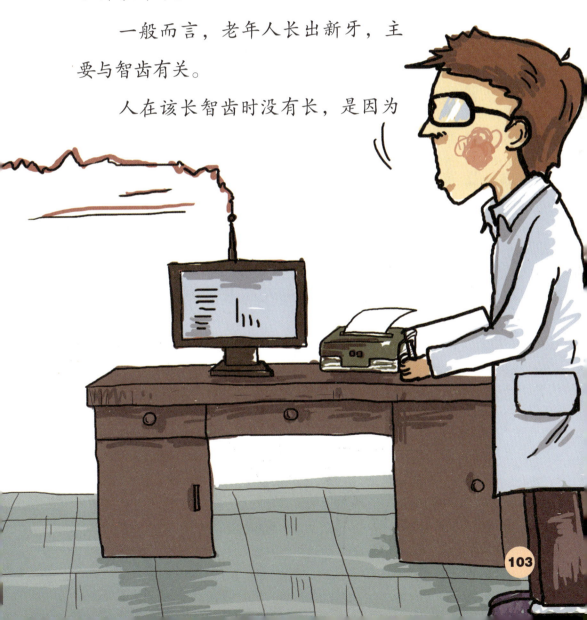

这几颗智齿的位置上已有恒牙。智齿被压在下面，也就是埋伏在牙床里。到了老年，恒牙脱落了，原来埋在牙床里的智齿终于获得生长的空间，于是就长出来了，不过，也只是在智齿的位置长出一两颗牙，一般不会长出满口的新牙。

极少数人可能存在第三套牙。这是因为他的造牙器官——牙板的功能太强了，在胚胎期就多造了一套恒牙。当恒牙长出来后，第三套牙齿只能埋伏在牙槽骨内，等第二套牙齿脱落后，它们才会慢慢长出。医学上把这种现象叫恒后牙。

有些老人得知自己新长了一两颗牙齿，认为这是自己"返老还童"的征兆，在积极心理暗示的鼓励下精神就会越变越好。而人的牙齿好，能吃各种食物，咀嚼充分，身体的各种机能也被激活，甚至会出现白发转黑的现象！

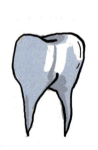
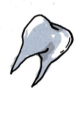

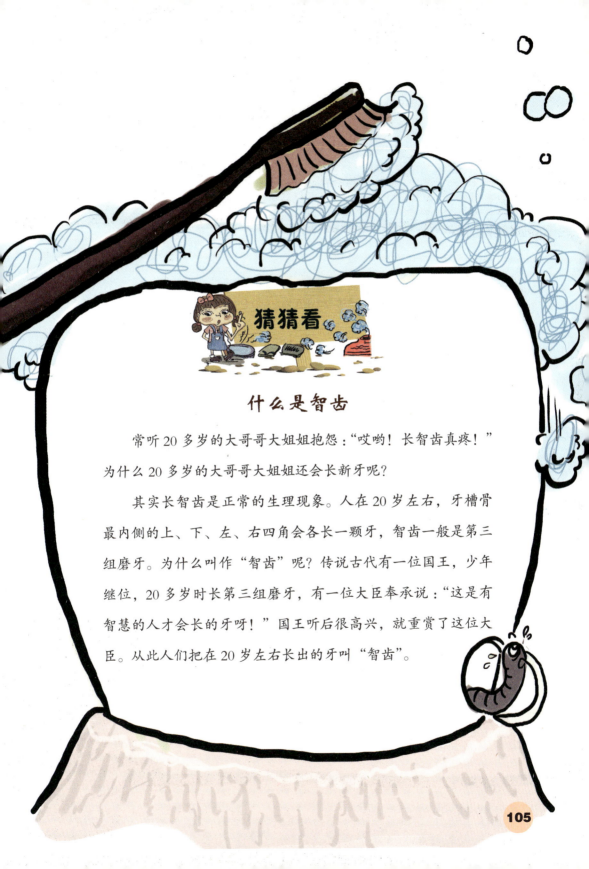

猜猜看

什么是智齿

　　常听 20 多岁的大哥哥大姐姐抱怨："哎哟！长智齿真疼！"为什么 20 多岁的大哥哥大姐姐还会长新牙呢？

　　其实长智齿是正常的生理现象。人在 20 岁左右，牙槽骨最内侧的上、下、左、右四角会各长一颗牙，智齿一般是第三组磨牙。为什么叫作"智齿"呢？传说古代有一位国王，少年继位，20 多岁时长第三组磨牙，有一位大臣奉承说："这是有智慧的人才会长的牙呀！"国王听后很高兴，就重赏了这位大臣。从此人们把在 20 岁左右长出的牙叫"智齿"。

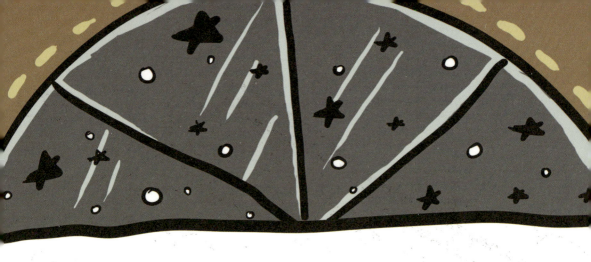

小测试

1. 打嗝时从鼻子里跑出来的是什么气体?

　　① 氧气　　　　　　② 氮气

　　③ 二氧化碳　　　　④ 氢气

2. "耵聍"的俗称是什么?

　　① 鼻屎　　　　　　② 眼屎

　　③ 饱嗝　　　　　　④ 耳屎

3. 屁的成分中不包括下列哪种气体?

　　① 氧气　　　　　　② 氮气

　　③ 一氧化碳　　　　④ 二氧化碳

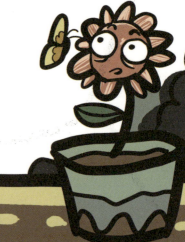